胡希恕

经方理论 实践录

冯世纶◎主编

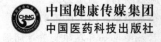

中国健康传媒集团
中国医药科技出版社

内容提要

胡希恕是我国近代著名中医经方临床家、教育家，他率先提出仲景书与《黄帝内经》无关，称仲景书是经方著作，是与《黄帝内经》不同的理论体系。本书阐述了胡希恕经方理论指导下在临证中的实践方法。本书分为上、下两篇。上篇主要讲解胡希恕经方治病理论体系，下篇是临床诊治过程和验案分析，通过具体医案，讲解"先辨六经，继辨方证，以求得方证对应"的经方用药方法，以求得方证对应治愈疾病。本书适合中医临床医生、中医药院校师生，以及中医药爱好者阅读参考。

图书在版编目（CIP）数据

胡希恕经方理论实践录 / 冯世纶主编 . — 北京：
中国医药科技出版社，2024. 11. — ISBN 978-7-5214
-4868-9

Ⅰ. R289.2

中国国家版本馆CIP数据核字第2024CS1144号

美术编辑　陈君杞
版式设计　南博文化

出版　**中国健康传媒集团** | 中国医药科技出版社
地址　北京市海淀区文慧园北路甲22号
邮编　100082
电话　发行：010-62227427　邮购：010-62236938
网址　www.cmstp.com
规格　710 × 1000mm $^1/_{16}$
印张　10 $^3/_4$
字数　199千字
版次　2024年11月第1版
印次　2024年11月第1次印刷
印刷　河北环京美印刷有限公司
经销　全国各地新华书店
书号　ISBN 978-7-5214-4868-9
定价　45.00 元

获取新书信息、投稿、为图书纠错，请扫码联系我们。

～ 编委会 ～

主　编　冯世纶

副主编　李兰群　柯明辉　曾宪玉　刘保兴
　　　　　周　强

编　委（按姓氏笔画排序）
　　　　　马培锋　冯世纶　刘保兴　李兰群
　　　　　陈俊梅　周　强　柯明辉　梁　栋
　　　　　曾宪玉　潘振坤

前言

为什么要写这么一本书？我想是因为我们在从事中医事业的过程中，深深地体会到，经方医学来自实践，经受了临床验证，信而有征，合乎科学。我们有责任全力继承和弘扬经方医学。

经方医学代表著作《伤寒论》成书于汉代，长期以来，中医学界逐渐形成了一些不正确的观念，一是认为《伤寒论》治汉代时人的疾病，不适合治现代人的疾病；二是认为经方无理论而医经有理论，认为张仲景是据《黄帝内经》撰写了《伤寒论》，《伤寒论》的理论来自《黄帝内经》；三是认为《伤寒论》是治外感病的，不能治疗内伤杂病；四是认为《伤寒论》是治疗伤寒的，不能治疗温病。千余年来对仲景书的误读使人们读不懂《伤寒论》，不能正确地运用经方治病。本书写作的初衷是读懂经典，用于临床，守正创新。守正就要溯本清源，排除误读传统，阐明什么是经方，什么是经方的理论，经方是怎样治病的，经方与医经有什么不同，冀以进一步学习《伤寒论》，传承和弘扬经方。

"中国还有为经方呼喊的专家，这是中医学的大幸！"这是黄煌教授看到冯世纶撰写的《经方传真》等书后，发出的感叹，也显示出经方发展的艰辛。

杨绍伊考证了中医医史，以农尹代表经方，岐黄代表医经，评述了二者的发展概况："尝谓医学之有农尹、岐黄二派，汉世岐黄家言最盛，传世著作多，学知亦多；农尹派唯有《伤寒论》传世，却又遭唐代秘而不传。既传又遭以《黄帝内经》释仲景书，致后世不识经方真面目。"近代不少有识之士，对经方和医经两大理论及学术进行了探讨，胡希恕先生是其中卓有成就者之一。

胡希恕先生率先提出"仲景书本与《黄帝内经》无关"，称仲景书是经方著作，是与《黄帝内经》不同的理论体系，改变了"张仲景根据《黄帝内经》撰写了《伤寒论》"的错误认识，为我们学习经方指明了方向。我们通过学习胡希恕先生对仲景书的研究成果，认识到经方是有原创思维的理论体系，经方不仅能治汉代古人之病，亦能治现代今人之病；不但能治外感病，亦能治内伤杂病；不但能治急性病，亦能治慢性病；不但能治疗常见的感冒发热，亦能治疗瘟疫。

本书分上下两篇。上篇阐明经方怎样治病，主要讲解治病的理论体系。因中医发展史上的种种原因，人们曾误以为张仲景根据《黄帝内经》撰写了《伤寒论》，其理论来自于《黄帝内经》，造成了经方的理论认识上的混乱。现在业内人士通过探讨，溯本清源，逐渐排除了误读，确认经方有其原创思维理论体系。本篇着重介绍胡希恕先生对经方理论的研究成果，对经方主要理论做一概述。阐明经方的主要理论不同于《黄帝内经》，其主要理论是八纲、六经及其方证理论体系。阐明经方的治病方式、方法明显不同于《黄帝内经》，其辨证主要依据症状反应。临床治病，先辨六经，继辨方证，求得方证对应以治愈疾病。

下篇阐述经方如何治今病，主要展示我们学习经方理论，用于指导临床辨证治疗的心得体会。其中每章皆以西医诊断始，以经方治疗的体会终。每章皆重视西医的诊断，同时突出经方的治病特点，即重视每个疾病的症状反应，先辨六经，继辨方证，求得方证对应治愈疾病。通过对疾病的分析，联系经方理论，结合病案，探讨对经方的认识。

我们都是出身于科班教育的中医人，对医经学习较多，对经方认识尚浮浅，对胡希恕先生的学术认识，更是略窥门径而尚未登堂入室，本书总结的案例有限，其中认识难免有不足或不当之处，望同道不吝批评指正，共同探讨、提高。

编者

2024年1月

目录

认识经方

经方实践

认识经方

近来出现经方热，常可以听到"有病找经方"的说法，但何为经方，仍未达成共识。胡希恕先生在20世纪60年代，提出"仲景书本与《黄帝内经》无关"这一观点，轰动国内外。本篇就谈一谈对经方主要理论的认识。

第一章 什么叫经方

第一节 经方的定义

经方的概念，在《汉书·艺文志》已明确记载："经方者，本草石之寒温，量疾病之浅深，假药味之滋，因气感之宜，辨五苦六辛，致水火之齐，以通闭解结，反之于平。及失其宜者，以热益热，以寒增寒，精气内伤，不见于外，是所独失也。"从这里可以看出，经方是指一个医药学理论体系。"本草石之寒温，量疾病之浅深"，表明了经方医学的特点。经方用八纲认识疾病和药物，辨证注重症状反应，有是证，用是药，治病论其证是疾病的证和相对应药物治疗的临床经验积累。最初人们用单味药治疗，积累了单方方证治疗经验，其代表著作为《神农本草经》。后古人渐渐摸索出了两味、三味甚至更多的药物协同治疗的方法，就组成了复方，这样又积累了复方方证，其代表著作为《汤液经法》。该书记载于《汉书·艺文志》，见其书者甚少，原著未传世，但经汉代张仲景整理传世。晋代皇甫谧《针灸甲乙经》记载："伊尹以亚圣之才，撰用《神农本草》以为汤液……仲景论广伊尹汤液为十数卷。"其后又由西晋王叔和整理注释仲景书，并改名为《伤寒论》，又称《伤寒杂病论》，成为经方的代表著作。这就是经方的起源和发展史，历经几十代人单方、复方方证经验的积累，古人逐渐探索发现了患病人体一般的症状反应规律，并进一步总结了辨证施治的规律和丰富多样的方证治疗经验，至汉代由八纲辨证发展为六证辨证的理论体系。遗憾的是，我们今天看到的《伤寒论》把六证辨证，改称为六经辨证，这是怎样形成的呢？这里需要了解一下中医医史。

第二节 经方与医经

《汉书·艺文志》不但记载了经方医学，还记载了医经医学："医经者，原人血脉、经络、骨髓、阴阳、表里，以起百病之本，死生之分，而用度针石汤火所施，调百药齐和之所宜。"医经以阴阳五行、脏腑经络学说为基础理论，逐步构建完成对人体生理、病理以及辨治体系的总结，其代表著作有《黄帝内经》等，其学术特点是以脏腑经络、五行六气等为主要理论，辨证注重病因、脏腑经络、治病论其因，与经方有显著不同。

经方与医经各成体系，传承有自，章太炎先生曾论述道："医之始，出于巫，古者，巫彭初作医，《移精变气论》曰：古之治病，可祝由而已。其后智慧萌动，知巫事不足任，术始分离，其近于巫者，流而为神仙家；远于巫者，流而为医经、经方两家。"说的是大约在上古神农时代后期，中医就形成了医经和经方两家。

两家形成的主要原因，是由于原创思维理论的不同，是术不同、道不同。经方的主要理论是八纲六经及方证理论体系，其学术特点是根据人体患病后出现的症状反应，进行辨证施治，即于患病机体一般症状反应规律的基础上，适应整体、讲求疾病的通治方法。临床上先辨六经，继辨方证，求得方证对应治愈疾病。医经的主要理论是脏腑经络、五行六气，辨证主要侧重于病因。值得注意的是，自王叔和整理经方主要著作仲景书始，"以经释论"混淆了经方和医经两大理论体系，更为严重的是，把仲景书中的六证辨证改称为六经辨证，造成严重的误读传统，致使后世千余年来读不懂《伤寒论》。

第三节 "以经释论"的误读传统

中医界有一个怪现象：千余年来，尊张仲景为医圣，称《伤寒论》为圣典，一代一代人前仆后继问道《伤寒论》，却未能读懂《伤寒论》，不明什么叫经方，原因何在？李心机教授回答了这一问题："尽管业内的人士都在说着《伤寒论》，但是未必都认真地读过和读懂《伤寒论》，这是因为《伤寒论》研究史上的误读传统！"误读传统是多方面的，其中"以经释论"是重要原因之一。

中医界"经"指医经，"论"指《伤寒杂病论》为代表的经方医学，"以经释论"就是用医经学术思想注释经方学术思想，在中医史上造成学术混乱，正如陆渊雷所说"自来注家遵汉唐义疏之例，注不破经，疏不破注，随文敷饰，千载沉翳，坐令学术不进"。"以经释论"造成了读不懂《伤寒论》的后果。

后世看到的《伤寒论》，是王叔和成无己等注释的版本，千余年来越读越糊涂。人们在困惑中探讨，并通过临床实践，渐渐探明了其根源。如章太炎于《伤寒论今释·序》曰："自金以来，解《伤寒论》者多矣……依据古经，言必有则，而不能通仲景之意，则成无己是也。"是说成无己《注解伤寒论》，引经据典，有根有据，说得头头是道，但说的都是医经之道。批判成无己以医经注释仲景书，主要阐述医经理论，而远离经方。更值得注意的是，章太炎揭示了"以经释论"的两大关键错误："抑余谓治《伤寒论》者，宜先问二大端，然后及其科条文句。二大端者何？一曰伤寒中风温病诸名，以恶寒恶风恶热命之，此论其证，非论其因，是仲景所守也……二曰太阳阳明等六部之名，昔人拘于脏腑，不合则指言经络，又不合则罔以无形之气，卒未有使人厌服者。"其中"一曰""二曰"二大端，即"以经释论"的两大关键错误，亦即是形成误读传统的两大关键问题。

一、混淆伤寒、中风、温病证名

章太炎所说的一大端，即批判成无己以《黄帝内经》的病因病名，注释仲景书的症状反应证名，即序中所说："一曰伤寒中风温病诸名，以恶寒恶风恶热命之，此论其证，非论其因，是仲景所守也。"这里的"仲景所守"是指仲景原意，具体来说，伤寒的概念仲景原意是症状反应证名，即《伤寒论》第3条所述："太阳病，或已发热，或未发热，必恶寒、体痛、呕逆、脉阴阳俱紧者，名为伤寒。"成无己注释为"伤于寒"为伤寒，其伤寒变成《黄帝内经》的病因病名。仲景书的中风概念仲景原意是症状反应证名，即《伤寒论》第2条所述："太阳病，发热、汗出、恶风、脉缓者，名为中风。"而成无己注释为"中于风"为中风，其中风是病因病名；仲景书中的温病概念是症状反应证名，即《伤寒论》第6条："太阳病，发热而渴，不恶寒者，为温病。"而成无己注释为"伤于温、伤于热"为温病，其温病是《黄帝内经》的病因病名。

可见仲景书中的伤寒、中风、温病概念，与《黄帝内经》中的伤寒、中风、温病概念根本不同，自成无己等以病因注释仲景书的伤寒、中风、温病后，造成严重后果。如仲景书的桂枝汤原是治中风证，"治天行热病"的，以病因注释桂枝汤证，则认为桂枝汤是风寒束表、太阳寒水发病，治用辛温散风寒，而"不能治有热病例"。后世一见发热，即治以辛凉解表、清热解毒，用银翘散之属，而再不会用桂枝汤。更严重的是，导致读不懂《伤寒论》。

又如用《黄帝内经》的病因注释仲景书的伤寒、温病，则误导认为"张仲景没解决温病问题"。更严重的是，因经方与医经的概念混淆，造成长期的伤寒温病之争，愈争愈乱，没有结果。由于在发病与辨证中过分强调病因的作用，造成后世普遍认为《伤寒论》是治外感病专书，并最终酿成聚讼千年的"寒温之争"。

二、混淆经方和医经的六经

章太炎所指二大端,即批判成无己以《黄帝内经》的六经,注释仲景书的六证。即序中说:"二曰太阳阳明等六部之名,昔人拘于脏腑,不合则指言经络,又不合则罔以无形之气,卒未有使人厌服者。"这里的"太阳阳明等六部之名",是三阳三阴指六经之名。自王叔和用医经注释仲景书,长期以来历代医家对《伤寒论》的六经实质就争论不休,探讨不止,莫衷一是。而近代多质疑《伤寒论》的六经不同于《黄帝内经》的六经,如章太炎曰:"《伤寒论》的六经不同于《黄帝内经》之十二经脉之含义……王叔和对《伤寒论》传经,强引《黄帝内经》一日传一经,误也。因仲景并无是言。山田正珍谓:盖《伤寒论》以六经言之,古来医家相传之说……仲景氏亦不得已而袭用其旧名,实则非经络之谓也。"钱超尘教授曾几次撰文特别颂扬章太炎这一观点(见《中华中医药杂志》2017第1期)。喜多村直宽曰:"本经无六经字面,所谓三阴三阳,不过加以表里寒热虚实之义,固非脏腑经络相配之谓也。"陆渊雷曰:"六经之名,其源甚古,而其意所指,递有不同,最初盖指经络……本论(《伤寒论》)六经之名,譬犹人之姓名,不可以表示其人之行为品性。"岳美中明确指出:"《伤寒论》所论六经与《黄帝内经》迥异,强合一起只会越讲越糊涂,于读书临证毫无益处。"胡希恕更明确指出:"《伤寒论》的六经不是经络,六经来自八纲,实质是六证。"

中医在上古神农时代医巫分家后,形成了经方和医经两家,发展至秦汉,两家都形成了三阴三阳理论。非常明确的是,经方的三阴三阳是八纲理念,三阴是表阴证、里阴证、半表半里阴证;三阳是表阳证、里阳证、半表半里阳证,又简称为六证。医经的三阴三阳是经络脏腑理论,三阴是太阴经、少阴经、厥阴经,三阳是太阳经、少阳经、阳明经,又简称为六经。可见经方的三阴三阳,与医经的三阴三阳是不同的理念,但魏晋南北朝时期,王叔和、成无己等用医经的三阴三阳注释经方的三阴三阳,即用医经的六经注释经方的六证,当然驴唇不对马嘴,这就是章太炎所批评的"昔人拘于脏腑,不合则指言经络,又不合则罔以无形之气,卒未有使人厌服者"。

"以经释论"是经方医学传承和发展所面临的客观现实,是跨越千年的历史传统,这一"张冠李戴"式阐述方式虽然其本身也是一种学术探讨,但更主要的是其割裂和湮没了经方医学自身内在学术灵魂的完整性与一贯性,对经方医学的传承发展造成了严重的不良影响,形成读《伤寒论》的误读传统。

对《伤寒论》的六经实质，历代医家不懈地考证，最终认识到，《伤寒论》原本无六经，而是六证。六经是讹传。李心机教授于2020年出版的《伤寒论疏证》一书中明言："今本《伤寒论》中，只有'三阴三阳'六病（证）。自从宋代庞安时和金代成无己用'传经'来解释《伤寒论》的'三阴三阳'，之后'传经'说在《伤寒论》研究史上得到广泛的蔓延，从而又把'三阴三阳'之六病，讹化为'六经'，尔后，又把《伤寒论》中的'三阴三阳'之'六病辨证'，讹化为'六经辨证'如此一来，'六经辨证'则成为约定俗成的术语。"

中医史说明：不是张仲景根据《黄帝内经》撰写了《伤寒论》，而是成无己、王叔和等用《黄帝内经》注释了仲景书！《伤寒论》的六经不是来自《黄帝内经》，而是王叔和、成无己把仲景书的六证注释为六经，把仲景书改名为《伤寒论》。

第四节 经方是原创思维理论体系

由以上所述可知，中医自古即有两大医药学理论体系，经方是以《伤寒论》为代表的原创思维理论体系，是不同于以《黄帝内经》为代表的医经理论体系。

经方的主要理论是八纲，治病主要依据症状反应。初起用单味药治病，积累了单方方证经验，其代表著作是《神农本草经》，后来用复方治病，积累了复方方证经验，其代表著作是《汤液经法》。方证经验的积累，渐渐促使理论的发展，由八纲发展至六证辨证。六证的产生，是自神农时代至汉代根据症状反应治病的经验总结，其认知过程是，临床治病先认识到表、里，后认识到半表半里。半表半里概念仍是八纲病位概念，是表和里的衍生概念，产生于仲景书（王叔和改名为《伤寒论》）。一个病位有两种病情，故三个病位则有六种病情，六种病情即六证。王叔和、成无己等以《黄帝内经》注释仲景书，把经方的六证辨证讹化为六经辨证，而今我们看到的《伤寒论》中的六经，是"约定俗成的术语"，业内人士都惯称《伤寒论》是六经辨证。胡希恕明确指出，《伤寒论》的六经来自八纲，其实质是六证。因六经名已约定俗成，故胡老又指出："六经名本来可废，但为了研讨的方便，还是保留为好"。

在"以经释论"的历史传统之外，仍不乏一些医家基于仲景著作深入发掘经方医学的本然内涵。如西晋王叔和整理保留了"可汗不可汗"，"可吐不可吐"，

"可下不可下"等经方医学原始资料。又如唐代孙思邈采用"方证同条、比类相附"的研究方法。北宋许叔微即以八纲阐释病证辨治思路。清代徐灵胎"不类经而类方",柯韵伯"六经钤百病,不专为伤寒立法"。近代经方家曹颖甫深究方证内涵与应用。现代经方家胡希恕明确指出"六经来自八纲""辨方证是辨证的尖端"。现代经方家刘渡舟说:"我从'仲景本伊尹之法''伊尹本神农之经'两个'本'字中悟出了中医是有学派之分的,张仲景乃是神农学派的传人,所以,要想穿入《伤寒论》这堵墙,必须从方证的大门而入。"

同时,来自医史文献方面的杨绍伊、钱超尘、李茂如等人的研究已明确,仲景书原序中"撰用《素问》《九卷》《八十一难》《阴阳大论》《胎胪药录》,并平脉辨证"23个字为小字混入正文,而这段文字正是排除"以经释论"历史传统影响的关键所在。杨绍伊在《考次伊尹汤液序》中明确指出,医经与经方两者"谱系不同",现代经方家岳美中更鲜明说道,《伤寒论》所论六经与《黄帝内经》迥异,强合一起只会越讲越糊涂,于读书临证毫无益处。当代经方家冯世纶继承胡希恕学术思想,明确了经方医学从单方方证到复方方证,再到六经辨证、方证相应学术体系的发展历程,梳理了经方医学自《神农本草经》到《汤液经方》,再到《伤寒杂病论》的学术传承脉络。

可以说,基于仲景著作系统深入发掘经方医学的实质内涵,既是经方医学学术体系传承发展的必然选择,也是我们经方医学实践、研究与传承者所要担当的时代大课题。

第二章　经方的六经与八纲

《伤寒论》以六经分篇，后世注家因有六经之辨只限于伤寒的说法。其实六经即来自八纲，乃万病的总纲。

经方的六经辨证理论体系，是历代医家用方证治病的规律总结，来自于实践，信而有征，皆合乎科学。掌握六经辨证非常重要，不论是急性病、慢性病，还是外感病、内伤病，或是传染病、瘟疫，临证治疗皆离不开六经辨证。

第一节　六经源流

"六经"一词，《伤寒论》条文并未明确提及，而是王叔和、成无己以《黄帝内经》注释仲景书，后世医家在研究《伤寒论》的过程中提出的，世所沿用，可谓约定俗成。

"六经"的提法出自《黄帝内经》，原指经脉，隶属于三阴三阳概念。随着时代的发展，六经的内涵与外延也在不断变化，明确引用"六经"来解释外感热病发病机制，始于晋人皇甫谧，其所论"六经"源自《黄帝内经》六经经脉系统，并将相应脏腑纳入"六经"概念范围之中，提出伤寒热病之发生，是三阴三阳经脉及脏腑受邪所致，但并未引述仲景之文。至隋代巢元方大量引述《黄帝内经》《伤寒论》之文以释"伤寒候"，承皇甫氏之说，谓六经受病而为伤寒，实际上已将仲景三阴三阳概念与六经概念等同视之。宋人朱肱认为六经即足之六条经脉。金人成无己则进一步明确六经为经络脏腑之总称。至此，六经概念已开始为医家习用以指代仲景三阴三阳六证概念，且每将《黄帝内经》三阴三阳概念多种内涵赋予六经概念，以致形成后世六经与三阴三阳混称互代之局面，故有六经气化、六经形层、六经地面等诸说的出现。

六经和六经辨证是经方医学首先应探讨的核心问题，正如近代伤寒大家恽铁樵所感叹："《伤寒论》第一重要之处为六经，而第一难解之处亦为六经，凡读

《伤寒论》者无不于此致力，凡注《伤寒论》者亦无不于此致力。"

第二节　经方的六经实质

历来对六经实质众说纷纭，这是由于经方医学发展史上"以经释论"造成的客观影响。如果立足仲景书，从经方医学自身角度审视这一命题，答案很明确，即六经来自八纲。

一、经方中"八纲"的具体含义

虽然"八纲"二字之名称的正式提出见于祝味菊先生《伤寒质难》，距今也不过百年，但先民自古日常生活即用八纲，对"八纲"实质的认识与运用由来久矣。

八纲，是指表、里、阴、阳、寒、热、虚、实而言。其实表、里之中还应有半表半里，按数来论本应是九纲，由于言表、里，即含有半表半里在内的意思，故习惯常简称之为八纲。八纲是原始生活的理念，是证候的总纲，是辨证的纲要，经方认证、识药、治病用八纲。

表、里和半表半里：病情反应的病位。表，指体表，即由皮肤、肌肉、筋骨等所组成的机体外在躯壳，则谓为表。若病邪集中反应于此部位时，亦即人患病后出现的症状反应于表，即称之为表证。里，是人体的极里，即由食道、胃、小肠、大肠等所组成的消化管道，则谓为里。若病邪（症状反应）集中反应于此部位时，即称之为里证。半表半里，是指表之内、里之外，即胸腹两大腔间，为人体诸脏器所在之地，则谓为半表半里。若病邪（症状反应）集中反应于此部位时，即称之为半表半里证。这三者为固定的病位反应，即不论什么病，就其病位反应来说，或为表，或为里，或为半表半里，虽亦有时其中二者或三者同时出现，但绝不出三者之外。必须强调：这里所说的病位，是指病邪（症状反应）反应的病位，不要误认为是病灶所在的部位。例如，即使病灶在里，但病邪（症状反应）集中反应于体表，即称之为表证，抑或称之为邪在表，或病在表，或证在表。注意，这里的病位，是八纲概念，不是病灶所在。

阴和阳：指病变的性质。阴即阴性、阳即阳性的意思。人体患病，正邪相争，机能的改变，不是较正常为太过，便是较正常为不及。如其不及，则患病人体必然相应要有衰退的、消沉的、抑制的等等一系列不及的病征反映出来，即称之为阴证。如其太过，则患病人体亦必有相应亢进的、发扬的、兴奋的等等一系列太过的病征反映出来，即称之为阳证。故疾病虽极复杂多变，但概言其为证，不为阳，便为阴。

寒和热：从症状的性状来分类则有寒热两种，寒即寒性、热即热性的意思。若患病人体反映为寒性的证候者，即称之为寒证；反之，若患病人体反映为热性的证候者，即称之为热证。寒热是具有特性的阴阳，寒必属阴，热必属阳，但若泛言阴则不一定必寒，若泛言阳则不一定必热。病有不寒不热者，但绝无不阴不阳者。

虚和实：虚指人虚，实指病实，病还未解，而人的精力已有所不支，机体的反映显示出一派虚衰的形象者，即称之为虚证。病势在进，而人的精力亦并不虚，机体反映显示出一派充实的病证者，即称之为实证。由以上的说明可见，虚实亦和寒热一样，同属阴阳中的一种特性，不过寒热有常，而虚实无常，寒热有常者，即如上述，寒者必阴，热者必阳，在任何情况下永无变异之谓。但虚实则不然，当其与寒热交错互见时，而竟反其阴阳，故谓无常，即如虚而寒者，当然为阴，但虚而热者，反而为阳。实而热者，当然为阳，但实而寒者，反而为阴。以是则所谓阳证，可有或热，或实，或亦热亦实，或不热不实，或热而虚者；则所谓阴证，可有或寒，或虚，或亦虚亦寒，或不寒不虚，或寒而实者，此可以见表1。

表1　证之阴阳寒热虚实关系

阳证					阴证				
种类	阳	寒	热	虚	实	种类	阴	寒	热	虚	实
阳证	★					阴证	☆				
阳热证	★		★			阴寒证	☆	☆			
阳实证	★				★	阴虚证	☆			☆	
阳实热证	★		★		★	阴虚寒证	☆	☆		☆	
阳虚热证	★		★	★		阴实寒证	☆	☆			☆

二、六经来自八纲

六经指太阳、阳明、少阳的三阳和少阴、太阴、厥阴的三阴而言，《伤寒论》虽称之为病，其实是证，而且是来自于八纲。

以上关于八纲所述，表、里、半表半里三者，均属病位的反应。而所谓阴、阳、寒、热、虚、实六者，均属病情的反应。临床实践说明，病情必反应于病位，而病位亦必因有病情的反应而得以反应，故无病情则亦无病位，无病位则亦无病情。因此，所谓表、里、半表半里等证，同时都必伴有或阴，或阳，或寒，或热，或虚，或实的为证反应。同理则所谓阴、阳、寒、热、虚、实等证，同时亦都必伴有或表，或里，或半表半里的为证反应。由于寒、热、虚、实从属于阴阳，故在每一病位上，均当有阴阳两类不同的为证反应，这样三个病位两种病情，故临床见证为六类，亦即所谓六经者是也，其相互关系可见表2。

表2 病位病情（性）与六经

八纲		六经
病位	病情（性）	
表	阳	太阳病
里	阳	阳明病
半表半里	阳	少阳病
里	阴	太阴病
表	阴	少阴病
半表半里	阴	厥阴病

中医的发展原是先针灸而后汤液，以经络名病习惯已久，《伤寒论》沿用以分篇，本不足怪，全书始终贯穿着八纲辨证精神，大旨可见。惜自王叔和、成无己等注释仲景书后，大多注家执定经络名称不放，附会《黄帝内经》诸说，终弄不清辨证施治的规律体系，更谈不到透视其精神实质了。其实六经即八纲，经络名称本来可废，为了便于读者对照研究，因并存之，《伤寒论》对于六经各有概括的提纲，今照录原文，并略加注解如下。

"太阳之为病，脉浮，头项强痛而恶寒"。

注解：经方太阳病的实质，是八纲概念，即症状反应于表的阳实热证，简称为表阳证，意是说，太阳病是以脉浮、头项强痛而恶寒等一系列证候为特征的，即是说，无论什么病，若见这一特征者，即可确断为太阳病证，便不会错误的。

"阳明之为病，胃家实是也"。

注解：阳明病，八纲概念是症状反应于里的阳实热证，简称为里阳证。胃家实，谓病邪充实于胃肠的里面，按之硬满而有抵抗或压痛的意思，属阳明病热结成实的典型腑证表现。

"阳明外证云何？答曰：身热，汗自出，不恶寒，反恶热也"。

注解：胃家实的概念，不但症状反应为在里的阳热实，而且还具有外在阳热实的症状反应，简称为外证。身热、汗自出、不恶寒、反恶热这一类症状反应即其外证，凡病见此外证者，亦可确断为阳明病。

"少阳之为病，口苦，咽干，目眩也"。

注解：少阳病，八纲概念是症状反应于半表半里病位的阳实热证，简称半表半里阳证，意是说，少阳病是以口苦、咽干、目眩等一系列证候为特征的，凡病见此特征者，即可确断为少阳病。

"太阴之为病，腹满而吐，食不下，自利益甚，时腹自痛，若下之，必胸下结硬"。

注解：太阴病，八纲概念是症状反应于里的阴虚寒证，简称为里阴证，意思是说，太阴病是以腹满而吐、食不下、自利益甚、时腹自痛等一系列证候为特征的，凡病见与此相类的里阴证者，即可确断为太阴病。太阴病的腹满为虚满，与阳明病胃家实的实满大异，若误以实满而下之，则必益其虚，将致胸下结硬之变。

"少阴之为病，脉微细，但欲寐也"。

注解：少阴病，八纲概念是症状反应于表的阴虚寒证，简称为表阴证，这是对照太阳病说的，意即是说，若症状反应在表，而且脉见微细，并其人但欲寐者，即可确断为少阴病。

"厥阴之为病，消渴，气上撞心，心中痛热，饥而不欲食，食则吐蛔，下之利不止"。

注解：厥阴病，八纲概念是症状反应于半表半里的阴虚寒证，简称为半表半里阴证。提纲举例"消渴、气上撞心、心中痛热、饥而不欲食、食则吐蛔"这些症状反应，是说厥阴病的主要特征是：半表半里上热下寒，而且还见虚实夹杂，凡病见这一特征者，即可确断为厥阴病。半表半里证不可下，尤其阴证更当严禁，若不慎而误下之，则必致下利不止之祸。

第三章　经方的辨证施治

辨证施治，是说明中医以药治病的传统方法，亦常被称为辨证论治，胡希恕认为，"辨证施治更朴实些，有是证即用是药，还要引经据典地议论一番，干什么？旧时社会为了写给富贵老爷们看……现在没必要了"，因此仍采用辨证施治，作为本书讨论的专题。

中医治病，之所以辨证而不辨病，是与它的发展历史分不开的，因为中医发展远在数千年前的古代，当时既没有进步科学的依据，又没有精良器械的利用，故而只有凭借人们的自然官能，于患病人体的症状反应，探索治病的方法经验，反复实践，不但促进了四诊的进步、药性的理解和方剂配制的发达，而且发现了一些疾病的规律反应，并于此一般规律反应的基础上，发明了治疗疾病的种种验方，所谓《伊尹汤液经》即集验方的最早典籍，张仲景整理补充了这一典籍，集成为《论广汤液》，晋代王叔和改名为《伤寒论》。

辨六经，析八纲，再辨方证，以施行适当的治疗，此即经方辨证施治的方法体系。以八纲分析病情，以六经明确病位病性，以方证相应实现证治机转，由于八纲分析贯穿辨六经、辨方证全过程，因此，也可以归纳为先辨六经、继辨方证，求得方证相应治愈疾病，此即经方辨证施治的实施方法和步骤。

第一节　辨证依据症状反应

经方的理论，主要是根据症状反应总结的治病规律。"于患病机体的症状反应上，探索治病的方法"，是统观《伤寒论》全部内容得出的结论，论中的伤寒、中风、温病等病证名，六经病名，方证名都是由症状反应而定。疾病的传变、预后等皆由症状反应而定。因此，经方辨证主要依据症状反应，与医经主要依据病因明显不同。这里要注意的是，症状反应是指患者自觉症状和他觉症状，还包括舌诊、切诊、脉诊、腹诊等，亦包括病后出现的痰饮、水湿、瘀血、食积等致病因素，这在《伤寒论》中都有详细论述。

第二节　先辨六经

经方的六经来自八纲，实质是六证，已如前述。临证中，当根据六经的实质属性，辨明症状六经归属。辨六经是辨证的第一步，但有以下几点须注意。

一、辨六经非机械套用条文

六经实质既明，那么临证如何辨明六经？六经病篇，每篇开头都有"某某之为病"句，称为该病篇提纲，视作该经病最精要的概括，也是辨明该经病的依据。

有些医家以为提纲不完备，如太阳病之提纲不能概括太阳腑证，"胃家实"更与阳明病篇之胃家虚寒诸证格格不入，于是"纲不敷目"论调应运而生。其实，六经病实质是机体患病后六类证候反应，是八纲属性内容。《伤寒论》是辨证而非辨病，若言太阳病即指太阳经与膀胱腑感邪受病，即将其具体为某一种"病"，则大大局限和歪曲了六经病之真正内涵。还有"伤寒传足（六经）不传手（六经）"，或单言一脏一腑（如太阴脾脏和阳明胃腑），或兼言两脏两腑（如少阴心肾及少阳胆与三焦），则完全忽略了提纲证的存在，是夺仲景之辞，强加后人之意，意有不周，则罪仲景书"纲不敷目"。

同时也切不可将以"某某病"冠首的条文所述悉归之于某某病，不然太阳病篇内容独盛于太阴病数十倍，而少阳病篇内容条文少，这显然是不符合临床实际的。以之冠首，无非是初起为该病而继之则可能为兼证、变证，或特为鉴别而设，因此太阳病篇所讲实际上六经病都有涉及，判别的关键就在于提纲证的八纲实质。

要之，辨证必须要牢记六经提纲，依据提纲，记住的不只是提纲中所出现的症状，关键是提纲的八纲内涵属性。具体来说，即太阳病提纲概指，凡见在表的症状属阳实热者，简称为表阳证；少阴病提纲概指，凡见在表的症状属阴虚寒者，简称为表阴证；阳明病提纲概指，凡见在里的症状属阳热实者，简称为里阳证；太阴病提纲概指，凡见在里的症状属阴虚寒者，简称为里阴证；少阳病提纲概指，凡见在半表半里的症状属阳实热者，简称为半表半里阳证；厥阴病提纲概指，凡见在半表半里的症状属阴虚寒者，简称为半表半里阴证。

二、表里相传和阴阳转变

在疾病发展的过程中，病常自表传入于里，或传入于半表半里，或自半表半里传入于里，或自表传入于半表半里而再传入于里，此即谓表里相传。病本是阳证，而后转变为阴证；或病本是阴证，而后转变为阳证，此即谓为阴阳转变。

要注意的是，传变与否，是依据症状反应，而不是依据经络脏腑理论推衍，非拘经络日数。如大论第4、5条所论即是，符合"随证治之"的原则。大学问家章太炎先生曾指出"《伤寒论》自王叔和编次，逮及两宋，未有异言。叔和之失，独在以《黄帝内经》一日一经之说强相附会，遂失仲景大义。"

三、并病和合病

病当表里相传时，若前证未罢，而后证即作，有似前证并于后证一起而发病，因名之为并病，如太阳阳明并病、少阳阳明并病等均属之。若不因病传，于发病之始，则表、里、半表半里中的二者，或三者同时发病，即谓为合病，如太阳阳明合病、三阳合病等均属之。

第三节 继辨方证

六经和八纲，虽然是辨证的基础，临证根据症状反应，辨明了八纲、六经，可制定施治的准则，不过若说临证的实际应用，这还是远远不够的，例如太阳病依法当发汗，但发汗的方剂为数很多，是否任取一种发汗药即可用之有效呢？我们的答复是不行、绝对不行，因为经方辨证不只是要辨六经八纲而已，更重要的是还必须在辨明六经后再辨出方药的适应证。如临证辨明患者是太阳病表阳证，已知治疗须发汗，但发汗必须选用适应整体情况的方药，如更具体地讲，即于太阳病的一般特征外，还要细审患者其他一切情况，来选用全面适当的发汗药，这才可能取得预期的疗效，即如太阳病，若发热、汗出、恶风、脉缓者，则宜用桂枝汤；若无汗出、身体疼痛、脉紧而喘者，则宜与麻黄汤；若项背强几几、无汗、恶风者，则宜与葛根汤；若脉浮紧、发热、恶寒、身疼痛、不汗出而烦躁者，则宜与大青龙汤。以上诸方，虽均属太阳病的发汗法剂，但各有其固定的适应证，若用得其反，不但无益，反而有害。

仲景书《伤寒论》的主要内容，是经方用方药治病的经验总结，方药的适应证，即简称之为方证，某方的适应证，即称之为某方证，如桂枝汤证、麻黄汤证、葛根汤证、大青龙汤证、柴胡汤证、白虎汤证等等。方证是六经八纲辨证的继续，亦即辨证的尖端，中医治病有无疗效，其主要关键就是在于方证是否辨得正确。不过方证之辨不似六经八纲简而易知，须于各方的具体证治细玩而熟记之。

第四节　重视辨病因

胡希恕在其《经方辨证施治概论》中，强调了经方辨证主要依据症状反应，但亦强调重视病因辨证，特列一章《论食水瘀血致病》论述，指出："食、水、瘀血三者，均属人体自身中毒，为发病的根本原因，亦中医学的伟大发明"。这一论述来自于仲景书的有关条文，如《金匮要略·腹满寒疝宿食病脉证治》第25条："脉紧如转索无常者，有宿食也"，强调有宿食。

《伤寒论》第174条："伤寒八九日，风湿相搏，身体疼烦，不能自转侧，不呕，不渴，脉浮虚而涩者，桂枝附子汤主之；若其人大便硬，小便自利者，去桂加白术汤主之。"《金匮要略·痰饮咳嗽病脉证并治》第16条："心下有痰饮，胸胁支满，目眩，苓桂术甘汤主之。"第25条："心下支饮，其人苦冒眩，泽泻汤主之。"第31条："假令瘦人，脐下有悸，吐涎沫而颠眩，此水也，五苓散主之"，皆强调外邪合并痰饮。

《金匮要略·妇人妊娠病脉证并治》第2条："妇人宿有癥病，经断未及三月，而得漏下不止，胎动在脐上者，为癥痼害。妊娠六月动者，前三月经水利时，胎也。下血者，后断三月，衃也。所以血不止者，其癥不去故也，当下其癥，桂枝茯苓丸主之。"《金匮要略·妇人杂病脉证并治》第9条："问曰：妇人年五十所，病下利（血）数十日不止，暮即发热，少腹里急，腹满，手掌烦热，唇口干燥，何也？师曰：此病属带下，何以故？曾经半产，瘀血在少腹不去，何以知之？其证唇口干燥，故知之，当以温经汤主之。"《伤寒论》第237条："阳明证，其人喜忘者，必有蓄血，所以然者，本有久瘀血，故令喜忘，屎虽硬，大便反易，其色必黑，宜抵当汤下之。"皆强调有瘀血。

此类条文在仲景书中是很多的，说明仲景书辨证时重视病因的存在。但这里要注意，仲景书在辨病因时，是不同于医经仅凭病因辨证，并不是只依据某一病因（风邪、寒邪、湿邪、热邪、食积、痰饮、瘀血等），而是根据症状反应先辨六经，继辨方证，辨方证时重视病因辨证，也就是说经方辨证主要依据症状反应，把痰饮、宿食、瘀血等病理因素的出现，看作是症状反应之一。

第四章　经方的脉诊和腹诊

经方辨证依据症状反应，脉诊和腹诊又统称切诊，亦属患病后的症状反应之一。临证进行统一的观察与分析，讲求适应整体的辨证施治，这是经方诊疗方式方法的特色。在六经八纲框架体系下，将全部的脉证表现等四诊资料无矛盾地统一起来，是经方辨证的内在必然要求。今仅就切诊部分的脉诊和腹诊做一特别补充说明。

第一节　经方脉诊

脉象虽亦和症状一样，同是患病机体有异于健康时的一种反应，不过由于它比一般症状尤富于敏感性，举凡表里阴阳寒热虚实无不应之于脉，故于辨证亦有其一定的指导作用，这就自然而然地促进了中医诊脉的研究和发展。诊脉原有《黄帝内经》《难经》二法，《黄帝内经》讲的是遍诊法，《难经》则独取寸口，前法不行已久，于此不拟讨论，今只就后者述之于下。

脉的部位：寸口即指桡骨动脉言，诊时以中指端向高骨动脉处按之，即为关位，然后下食指和无名指，前指所按即寸位，后指（无名指）所按即尺位。

平脉与病脉：在《伤寒论》，把无病健康人之脉称谓为平脉。平，即平正无偏之谓，故不以象名。人若有病，则脉失其平，就其不平者名之以象，即为病脉，我们经常所称的浮、沉、数、迟、大、细等等，即皆病脉的象名。

脉象两大类别：人体有病千变万化，如以阴阳属性来分，则不外阴阳两类。同理，脉象虽极复杂多变，但概言之，则不外太过和不及两类。太过者，谓较平脉为太过也；不及者，谓较平脉为不及也，如浮、数、滑、大等即属太过的一类脉；沉、迟、细、涩等即属不及的一类脉。

脉象的三个方面：脉有来自脉动方面者，如数、迟是也；脉有来自脉体方面者，如大、细是也；脉有来自血行方面者，如滑、涩是也。脉动、脉体、血行即脉象来自的三个方面，与上述之脉象两大类别，合之则为脉象生成的根源，对于脉象的识别至关重要，今依次释之如下。

一、来自脉动方面的脉象

浮和沉：这是来自脉动的浅深。若脉动的位置较平脉浅浮于外者，即谓为浮；若脉动的位置，较平脉深沉于内者，即谓为沉。故浮属太过，沉属不及。

数和迟：这是来自脉动次数的多少，若脉动的次数，较平脉多者，即谓为数；若脉动的次数较平脉少者即谓为迟。故数属太过，迟属不及。

实和虚：这是来自脉动力量的强弱。若按之脉动较平脉强实有力者，即谓为实；若按之脉动较平脉虚弱无力者即谓为虚。故实属太过，虚属不及。

结和代：这是来自脉动的间歇。若脉动时止，而止即复来，则谓为结。结者，如绳中间有结，前后仍相连属，间歇极暂之意；若脉动中止，良久而始再动，则为代。代者，更代之意，脉动止后，良久始动，有似另来之脉，因以代名。平脉永续无间，故结代均属不及。

动和促：这是来自脉动的不整。动为静之反，若脉动跳实而摇摇者，即谓为动；促为迫或逼之谓，若脉动迫逼于上、于外，即关以下沉，寸脉独浮之象，即谓为促。平脉来去安静，三部匀调，故动促均属太过。

🈯 《脉经》谓促为数中一止，后世论者虽有异议，但仍以促为数极，亦非。《伤寒论》中论促共有四条，如曰："伤寒脉促，手足厥逆，可灸之"，此为外邪里寒，故应之促（寸脉浮以应外邪，关以下沉以应里寒），灸之，亦先救里而后救表之意；又曰："太阳病下之后，脉促胸满者，桂枝去芍药汤主之"。太阳病下之后，其气上冲者，可与桂枝汤，今胸满亦气上冲的为候，但由下伤中气，虽气冲胸满，而腹气已虚，故脉应之促，芍药非腹虚所宜，故去之。又曰："太阳病，桂枝证，医反下之，利遂不止，脉促者，表未解也，喘而汗出者，葛根黄芩黄连汤主之"。于此明文提出促脉为表未解，其为寸脉浮又何疑之有！关以下沉，正是下利不止之应。又曰："太阳病下之，其脉促，不结胸者，此为欲解也"。结胸证则寸脉浮关脉沉，即促之象，今误下太阳病，虽脉促，但未结胸，又无别证，亦足表明表邪还不了了而已，故谓为欲解也。由于以上所论，促为寸脉独浮之象甚明。

二、来自脉体方面的脉象

长和短：这是来自脉体的长度。平脉则上至寸而下至尺，若脉上出于寸，而下出于尺者，即谓为长；反之，若脉上不及于寸，而下不及于尺者，即谓为短，故长属太过，短属不及。

大和细：这是来自脉体宽度。若脉管较平脉粗大者，即谓为大；反之，若脉管较平脉细小者，即谓为细。故大属太过，细属不及。

强和弱：这是来自脉体直的强度。若脉管上下，较之平脉强直有力者，如琴弦新张，即谓为弦；反之，若脉管上下，较之平脉松弛无力者，如琴弦松弛未张紧，即谓为弱。故弦属太过，弱属不及。

紧和缓：这是来自脉体横的强度。若脉管按之，较平脉紧张有力者，即谓为紧；反之，若脉管按之，较平脉缓纵无力者即谓为缓。故紧属太过，缓属不及。

三、来自血行方面的脉象

滑和涩：这是来自血行的利滞。寻按脉内血行，若较平脉应指滑利者，即谓为滑；反之，若较平脉应指涩滞者即谓为涩。故滑属太过，涩属不及。

以上是人体的平脉和病脉的基本脉象，可见表3。

表3　基本脉象

脉象来自方面及其具体内容	平脉	病脉	
		太过	不及
来自脉动方面者			
脉动位置的浅深	不浮不沉	浮	沉
脉动次数的多少	不数不迟	数	迟
脉动力量的强弱	不实不虚	实	虚
脉动的间歇	不结不代		结、代
脉动的不整	不动不促	动、促	
来自脉体方面者			
脉体的长度	不长不短	长	短
脉体内宽度	不大不细	大	细
脉体直的强度	不弦不弱	弦	弱
脉体横的强度	不紧不缓	紧	缓
来自血行方面者			
血行的利滞	不滑不涩	滑	涩

四、复合脉（兼脉）

在临床所见，脉现单纯一象者甚少，而常数脉同时互见，如脉浮而数、脉沉而迟、脉浮数而大、脉沉而细等等。习惯亦有为兼象脉另立专名者，如洪，即大而实的脉；微，即细而虚的脉；浮大其外，按之虚涩其内者，则名为芤；芤而复弦者，又名为革。按芤为浮大中空之象，所谓中空，即按之则动微，且不感血行应指也，实不外浮大虚涩的兼象。世有谓浮沉候之均有脉，唯中候之则无脉，亦有谓按之脉管的两侧见，而中间不见者，均属臆说，不可信。

另有微甚脉：病脉既为平脉的差象，故不论太过与不及，均当有微或甚程度上的不同。例如：微浮，甚浮；微沉，甚沉；微数，甚数；微迟，甚迟等等。习惯亦有为微甚脉另立专名者，如甚数的脉，常称之为急；甚沉的脉，常称之为伏。常见的复合脉可见表4。

表4　复合（兼）脉

名称	微或甚	兼象	太过或不及
急	数之甚		太过
伏	沉之甚		不及
洪		大而实	太过
微		细而虚	不及
芤		浮大虚涩	不及
革		芤而弦	不及

注：芤、革二脉，本外太过而内不及，但就主证言之，故列入不及，此合表1共二十六脉，均见于仲景书，后世还有一些脉名，大都为微甚或兼象之属，兹不赘述。

诊脉和辨脉：诊脉指诊查脉象言，辨脉指据脉辨证言，今分述于下。

由于病脉为平脉的差象，故平脉当为诊察病的准绳，若医者心中没有个不浮不沉的平脉，又何以知或浮或沉的病脉！同理，若医者心中没有不数不迟、不大不细、不滑不涩等等的平脉，当亦无从以知或数或迟，或大或细，或滑或涩等等的病脉。可见欲求诊脉的正确，则势须先于平脉的各个方面有足够的认识才行。不过此事，并非容易，同是健康无病的人，老壮儿童，男女肥瘦，脉亦互异，况又有春夏生发，脉常有余；秋冬收藏，脉恒不足。为了丰富对平脉的标准知识，就必须于多种多样的人体，平时不断做练习，才能达到心中有数，指下明了的境界，此为学习脉诊必做的首要功夫。

诊脉时，要就脉动、脉体、血行等各方面的内容逐一细审，尤其初学更宜专心于一，不可二用。例如诊察脉动位置的深浅时，不要旁及次数的多少；诊察脉动次数的多少时，亦不要旁及位置的深浅。若这样依次推敲，一一默记，岂有脉难知之患？当然熟能生巧，已有多年经验的中医，指下非常敏感，异常所在，伸手可得，但此非一朝一夕之功，都从锻炼中来，诊脉亦不例外也。

三部九候：寸关尺为脉之三部，浮中沉为脉之三候，三部各有浮中沉，三三为九，因谓为三部九候。寸关尺三部，以应病之上下左右部位，即寸以候胸以上至头诸病。关以候膈以下至脐诸病。尺以候脐以下至足诸病。病在左见于左，病在右见于右，病在中见于两手。浮中沉以应病之表里内外，浮即浮脉，沉即沉脉，中即不浮不沉的平脉。浮以候表，沉以候里，中以候半表半里，例如数脉主热，若浮取而数者，为表有热；若沉取而数者，为里有热；若中取而数者，为半表半里有热，余可依此类推。以上即三部九候诊法的概要，至于三部分配脏腑的说法，出自臆测，不可信。

太过与不及：太过脉主有余，不及脉主不足。太过脉主有余者，谓浮、数、实、大、滑等太过一类脉，则主阳、热、实等有余之证；不及脉主不足者，谓沉、迟、虚、细、涩等不及的一类脉，则主阴、寒、虚等不足之证。不过此为脉应于病的一般常规，在个别的情况下，太过脉亦有主不足者，而不及脉亦有主有余者。唯其如此，论治者必须脉证互参，综合分析，不可偏执一端也。仲景书于每一篇首，均冠以"脉证并治"字样，即示人以此意，具体论述，书中条文尤多，学者细玩，自易理解，于此不拟赘述。脉主病概要，则列表述之如下（表5）。

表5 病脉概要

太过脉		不及脉	
名称	主病	名称	主病
		沉	主里，主虚寒，亦主水饮
浮	主表，主热亦主虚	迟	主寒，主虚，但里实极脉亦迟
数	主热，但久病脉数多属虚损故亦主虚	虚	主虚
实	主实，多属可攻之证	结	主虚，主瘀血实证
动	主痛，主惊，惊则胸腹动悸，故亦主动	代	主虚，久病见之难治
促	主表，上实下虚多见，亦主结胸	短	主虚，亡津血见之难治
长	主实，禀赋厚者脉多长，不以病论	细	主虚，血不足
大	主热，主实，主虚劳	弱	主虚，主津血少，自汗，盗汗
弦	主痛，筋脉拘紧急，主实，水饮，津血虚	缓	主津血少
紧	主实，主痛，主宿食，亦主水饮	涩	主虚，血少
滑	主实，主热，主邪盛	微	主气血俱虚
洪	主热盛，大热之证脉多洪	伏	主虚寒，水饮，里有所结
急	初病为邪盛，久病多凶	芤	主虚劳，血不足
		革	主亡血，妇人漏下，男子失精

注：脉象是人患病后出现的症状反应之一，掌握了三部九候的应病规律，将有利于辨六经和辨方证。但脉象的形成影响因素较多，即并非一脉主一症、主一病，因此，辨脉必须结合人体病后出现的所有症状反应，所谓脉证合参进行辨证。

总之，经方重视脉诊，疾病的辨证、施治以及预后，都必须于脉证互参的方式下，以求合理统一的确辨。

第二节　经方腹诊与腹证

腹诊与腹证，即通过腹部的症状反应而进行辨证。腹诊与腹证是中医诊察疾病的重要手段之一，源远流长，早在《黄帝内经》与《难经》中即有相关论述，至汉代张仲景《伤寒杂病论》已将腹诊与腹证作为辨证用药的重要依据，其中《伤寒论》398条中有114条论及腹诊与腹证，《金匮要略》25篇，有近一半的篇章中论及腹诊与腹证。

一、腹诊与腹证临床意义

腹诊在经方医学辨证施治的多个环节均有重要的临床意义。

（一）提示病位

《伤寒论》第340条："病者手足厥冷，言我不结胸，小腹满，按之痛者，此冷结在膀胱关元也。"即以"小腹满，按之痛"提示寒气结滞在膀胱关元部位。

（二）辨别病性

《金匮要略·腹满寒疝宿食病脉证治》："病者腹满，按之不痛为虚，痛者为实。"即以腹部按之痛与不痛来分辨病性之虚实。

（三）审查病因

《伤寒论》第241条："大下后，六七日不大便，烦不解，腹满痛者，此有燥屎也。所以然者，本有宿食故也。宜大承气汤。"即结合腹满痛，判定燥屎内结。

（四）阐述病机

《伤寒论》第150条："太阳少阳并病，而反下之，成结胸，心下硬，下利不止，水浆不下，其人心烦。"结合按心下部位紧张感、有抵抗，说明表邪内陷后水热互结成实的结胸证。又第151条："脉浮而紧，而复下之，紧反入里，则作痞。按之自软，但气痞耳。"以心下部位按之不痛不硬，来说明表邪内陷后无形之邪结于心下，气机痞塞不通的泻心汤证。

（五）鉴别证候类型

《伤寒论》第138条："小结胸病，正在心下，按之则痛，脉浮滑者，小陷胸汤主之。"又135条："伤寒六七日，结胸热实，脉沉而紧，心下痛，按之石硬者，大陷胸汤主之。"结胸证属水热互结，但证有轻重，前者范围局限在心下，按之痛；后者范围可以从心下至少腹，硬满而痛不可触近。

（六）确定治则治法

《金匮要略·腹满寒疝宿食病脉证治》："按之心下满痛者，此为实也，当下之，宜大柴胡汤"；"胁下偏痛，发热，其脉紧弦，此寒也，以温药下之，宜大黄附子汤"。这都是依据腹诊按之痛否来辨虚实证，并进而明确治用寒下或温下。

（七）判断预后转归

《金匮要略·黄疸病脉证并治》："额上黑，微汗出，手足中热，薄暮即发，膀胱急，小便自利，名曰女劳疸。腹如水状，不治。"女劳疸出现腹如水状，预后不良。

二、腹诊与腹证内容与操作

腹诊与腹证，是依据症状反应而进行辨证，腹诊与腹证内容可分为胸腹部的望诊、闻诊、问诊与切诊。望诊，是诊察腹部的形态与色泽；闻诊，是诊察腹部的声音与嗅气味，如胃脘部振水声、肠鸣音等；问诊，是诊察患者自我感觉到的腹部的症状反应，及全身出现的症状。切诊，是诊察腹壁出汗情况、皮肤温度、整体紧张度、局部紧张度、腹主动脉搏动情况、局部抵抗和压痛、心窝部拍水音（胃部振水音）等从整体至局部进行观察。预料会有压痛出现时应将压痛检查放在最后进行，叩击腹壁诊察心窝部拍水音（胃部振水音）也应放在最后进行检查。

腹部区划一般分为心下、胸胁、胁下、脐旁与小腹等部位。腹诊时，患者仰卧，两腿伸直，两手附于两股之侧，放松腹力，心情平静，医者坐或立于病人右侧实施操作。先观察患者腹壁有无异常情况，然后用指腹或手掌，自上而下，先左后右，开始触按，了解各部位有关情况，手法应轻柔徐缓，由轻到重，由浅入深。

三、典型腹诊与腹证表现举隅

以下结合《伤寒论》和《金匮要略》有关条文就典型腹诊与腹证做一简要介绍。

（一）心下痞

心下痞，是指心下部位有痞塞感的自觉症状。

《伤寒论》第153条："太阳病，医发汗，遂发热、恶寒，因复下之，心下痞。表里俱虚，阴阳气并竭，无阳则阴独，复加烧针，因胸烦，面色青黄，肤瞤者，难治。今色微黄，手足温者，易愈。"

《伤寒论》第158条："伤寒中风，医反下之，其人下利，日数十行，谷不化，腹中雷鸣，心下痞硬而满，干呕心烦不得安。医见心下痞，谓病不尽，复下之，其痞益甚。此非结热，但以胃中虚，客气上逆，故使硬也，甘草泻心汤主之。"

《伤寒论》第244条："太阳病，寸缓、关浮、尺弱，其人发热、汗出，复恶寒，不呕，但心下痞者，此以医下之也；如其不下者，病人不恶寒而渴者，此转属阳明也；小便数者，大便必硬，不更衣十日，无所苦也，渴欲饮水，少少与之，但以法救之；渴者，宜五苓散。"

以上三条"心下痞"提示因误下伤及胃气所致。

《伤寒论》第154条："心下痞，按之濡，其脉关上浮者，大黄黄连泻心汤主之。"

《伤寒论》第155条："心下痞，而复恶寒汗出者，附子泻心汤主之。"

《伤寒论》第164条："伤寒大下后复发汗，心下痞，恶寒者，表未解也。不可攻痞，当先解表，表解乃可攻痞。解表宜桂枝汤，攻痞宜大黄黄连泻心汤。"

以上三条提示，经下或未经下形成的"心下痞"，为邪热结于心下所致。

《伤寒论》第156条："本以下之，故心下痞，与泻心汤，痞不解，其人渴而口燥烦、小便不利者，五苓散主之。"

本条提示，下之后成心下痞，服泻心汤痞不除，说明非泻心汤证，又"渴而口燥烦、小便不利"，乃外邪里饮之五苓散证。

《金匮要略·腹满寒疝宿食病脉证治》："夫瘦人绕脐痛，必有风冷，谷气不行，而反下之，其气必冲，不冲者，心下则痞。"

本条提示，下伤胃气，里虚寒的心下痞。

《金匮要略·痰饮咳嗽病脉证并治》："卒呕吐，心下痞，膈间有水，眩悸者，小半夏加茯苓汤主之。"

本条提示，水停心下，致心下痞。

《金匮要略·呕吐哕下利病脉证治》："呕而肠鸣，心下痞者，半夏泻心汤主之。"

此为上热下寒，中虚脘痞。

《金匮要略·妇人杂病脉证并治》："妇人吐涎沫，医反下之，心下即痞，当先治其吐涎沫，小青龙汤主之。涎沫止，乃治痞，泻心汤主之。"

此为误下伤胃，胃虚挟饮而致痞满。

可见，"心下痞"一证并非某特定因素的反映，更不宜机械对应和套用某些方证，而是提示了表邪内陷、胃虚、热结、饮停、寒踞等多种可能，在辨证中必须结合整体的脉证表现综合分析。其他腹诊与腹证信息同理。

论中还有心下满、心下痞满、心下痞硬、心下痞硬而满、心下痞坚等说。心下满即心下部位有胀满感，若同时有痞塞感即心下痞满，二者在临床中有时不好区分。心下痞是自觉症状，心下痞硬则兼客观体征，心下按之有抵抗、压痛，痞坚较痞硬更为严重，抵抗、压痛更甚，弹力更差。心下有痞塞、胀满感，同时按之有抵抗、压痛，即为心下痞硬而满。

（二）胸胁苦满

胸胁苦满，是自觉症状反应，意即苦于胸胁满，患者自觉胸胁部有胀满感，医者用手从季肋下向胸腔方面推压，可有抵抗感，同时患者可有痛感。《伤寒论》96条"胸胁苦满"、104条"胸胁满而呕"、147条"胸胁满"、229条"胸胁满不去"均提示是应用柴胡剂的确切指征。但是《金匮要略》中又有"心下有痰饮"的苓桂术甘汤证可见"胸胁支满"，"腹中有寒气"的附子粳米汤证可见"胸胁逆满"。

（三）腹主动脉搏动情况

患者心下部位悸动叫心下悸，见于肚脐上下分别为脐上悸和脐下悸，都是显著的腹主动脉搏动的感觉，作为他觉体征，医者可以望见或触诊而知。这种动悸感可多见于表不解、气上冲的情况，如《伤寒论》第64条："发汗过多，其人叉手自冒心，心下悸欲得按者，桂枝甘草汤主之。"也可见于津血耗伤（或兼虚热内生）的情况，如《伤寒论》第264条："少阳中风，两耳无所闻，目赤，胸中满而烦者，不可吐下，吐下则悸而惊。"更多见于水饮病证，特别是有水气冲逆的情况，苓桂术甘汤证、苓桂枣甘汤证和五苓散证等。

（四）少腹不仁

小腹部位的腹壁紧张程度与其他部位相比，较为软弱，常常伴有表面知觉低下，是身体机能虚损不足的一种表现。如《金匮要略·中风历节病脉证并治》附方：崔氏八味丸：治脚气上入，少腹不仁。

（五）腹皮拘急

腹皮拘急的腹证，实际是腹直肌紧张，有的条文中所谓"里急"是也，腹直肌紧张左右均可出现，也可以一边强一些，另一边弱一些。多是津血虚而肌肤失于濡养所致，是小建中汤、黄芪建中汤、芍药甘草汤的应用指征。如《金匮要略·血痹虚劳病脉证并治》："虚劳里急，悸、衄，腹中痛，梦失精，四肢酸痛，手足烦热，咽干口燥，小建中汤主之。"

（六）少腹硬满

患者自觉小腹部胀满，同时医者按之有抵抗或可触及有抵抗物，多是实邪内结所致。如《伤寒论》第124条："太阳病，六七日，表证仍在，脉微而沉，反不结胸，其人发狂者，以热在下焦，少腹当硬满，小便自利者，下血乃愈。所以然者，以太阳随经，瘀热在里故也。抵当汤主之。"此条少腹硬满为瘀血与邪热结滞所致。

《伤寒论》第137条："太阳病，重发汗而复下之，不大便五六日，舌上燥而渴，日晡所小有潮热，从心下至少腹硬满而痛不可近者，大陷胸汤主之。"此条之少腹硬满为表邪内陷，水热互结所致。

四、小结

腹诊与腹证是前人留给我们的宝贵财富，是经方医学理论与实践体系的重要组成部分，腹诊与腹证传入日本后，备受重视，逐渐形成了独特的腹诊理论和方法，尤以"伤寒派"腹诊为著，是我们今天传承和发展经方腹诊的重要参考借鉴。

经方重视腹诊与腹证，是因为其对辨证有重要意义。要强调的是，经方的腹诊，不仅只依靠切诊，而是依据四诊，即望、闻、问、切获得全面的症状反应，进行整体辨证。也就是说由腹诊所获得的腹证，亦属症状反应之一，经方辨证把腹证亦纳入辨六经、辨方证中，做到方证对应治愈疾病。

第五章　经方辨证施治的实质

辨六经，析八纲，再辨方证，以至施行适当的治疗，此即经方辨证施治的方法体系，不过经方辨证施治，究竟治的疾病是什么，是一种什么治病的方法，这是关系辨证施治的精神实质问题，对于深刻理解和应用经方医学至关重要。

基于前之六经八纲的说明，可得出这样的结论：不论什么病，而患病人体的反应，在病位则不出于表、里、半表半里，在病情则不出于阴、阳、寒、热、虚、实，在类型则不出三阴三阳。验之于临床实践，这都是屡见的事实。因此可知，所谓六经八纲者，实不外是患病人体一般的规律反应。中医经方辨证即以它们为纲，中医施治也是通过它们而制定施治的准则。故可肯定地说，中医的辨证施治，其主要精神，是于患病人体一般的规律反应的基础上，讲求疾病的通治方法。为了便于读者理解，现以太阳病为例释之如下。

如前所述，太阳病并不是一种个别的病，而是以"脉浮、头项强痛而恶寒"等一系列的症状为特征的一般的证。例如感冒、流感、肺炎、伤寒、麻疹等等，于初发病时，经常发作这样太阳病表阳之证，经方即依治太阳病表阳证的发汗方法治之，则不论原发的是什么病（西医诊断病更是如此），均可给以彻底治愈。试想，以基本不同的各种病，而竟都发作太阳病这样相同的证，这不是患病人体一般的规律反应又是什么？依治太阳病证的同一发汗方法，而能治愈各种基本不同的病，这不是于患病人体一般的规律反应的基础上，而讲求疾病的通治方法又是什么呢？再就方证的说明来看，对于六经八纲治则的执行，势必遵循适应整体用药的严格要求，显而易见，中医的辨证施治，还具有适应整体治疗的另一精神，也就是说，中医辨证施治，虽然是于患病人体一般规律反应的基础上，讲求疾病的通治方法，但同时必须在适应整体的情况下施行之。若为中医辨证施治下一个简明的定义，那就是：于患病人体一般的规律反应的基础上，而适应整体，讲求疾病的通治方法。众所周知，中医以一方常治多种病，而一种病又常需多方治疗，即这种治疗精神的有力证明。

于疾病一般的规律反应的基础上，而讲求疾病的通治方法，这确是中医学的伟大发明，但为什么疾病会有六经八纲一般的规律反应，此关乎辨证施治所以有验的理论根据，故有加以探讨的必要。

对于辨证施治的精神，虽如上述，但它究竟治疗疾病的实质是什么？这一本质的问题还未明确，因而也就无从知其所以有验的道理。要解答这个问题，只有弄清患病人体何以会有六经八纲这样一般的规律反应才行。基于唯物辩证法"外因是变化的条件，内因是变化的依据，外因通过内因而起作用"这一普遍真理，则患病人体之所以有六经八纲这样一般的规律反应，其主要原因，当亦不是由于疾病的外在刺激，而是由于人体抗御疾病机制的内在作用。众所周知，冬时天寒则多尿，夏时天热则多汗。假如反其道而行之，人于夏时当不胜其热，而于冬时将不胜其寒，这都是人体抗御外来刺激的奇妙机制。若论疾病的侵害，则远非天时的寒热所能比，人体自有以抗御之，又何待言！中医谓为正邪交争者，意即指此，屡有不治即愈的病，均不外于正胜邪却的结果。不过往往由于自然机能的有限，人体虽不断斗争，而病终不得解，所谓"邪之所凑，其气必虚"，于是则正邪相拒的情况，亦随时以证的形式反映出来。如所谓表证，即是人体欲借发汗的机转，自体表以解除其病的反应。如所谓里证，即是人体欲借排便或涌吐的机转，自消化管道以解除其病的反应。如所谓半表半里证，即是人体欲借诸脏器的功能协力，自呼吸、大小便、出汗等方面以解除其病的反应。此为基于人体的自然结构，势所必然的对病斗争的有限方式，以是则表、里、半表半里便规定了凡病不逾的病位反应。若人体的机能旺盛，就有阳性的一类证反应于病位；若人体的机能沉衰，就有阴性的一类证反应于病位。一句话，疾病侵入于人体，人体即应之以斗争，疾病不除，斗争不已，以是则六经八纲便永续无间地见于疾病的全过程，成为凡病不逾的一般规律反应。古人于此早就有明确的认识，举例说明如下。

《素问·评热病论篇》曰："今邪气交争于骨肉，而得汗出者，是邪却而精胜也。精胜则当能食，而不复热。复热者，邪气也。汗者，精气也。今汗出而辄复热者，是邪胜也，不能食者，精无俾也。病而留者，其寿可立而倾也。"

此段大意是说，今邪气与精气、正气交争于体表的骨肉间，此原是人体欲借以发汗的机转而解除病邪，故一般说来能得汗出者，大都是病邪却而精气胜。精气来自谷气，化生于胃，如果精气真胜，则其人当能食。邪气使人发热，如果邪气真却，则必不复热；若复热，为邪气还在。汗出，为精气外越，今汗出而还发热，显系邪胜而精亡，而不得谓邪却而精胜也。若更不能食，则精气断绝而邪气独留，故不免于死。

《伤寒论》第97条："血弱气尽，腠理开，邪气因入，与正气相搏，结于胁下，正邪分争，往来寒热，休作有时，默默不欲食，脏腑相连，其痛必下，邪高痛下，故使呕也，小柴胡汤主之。"

这一条是说，伤寒初作，则邪气与精气交争于骨肉，即太阳病在表的一般病理过程。若精气已不足拒邪于外，则退而卫于内。因此则体表的血弱气尽，腠理遂不秘守而开，邪乃乘虚入于半表半里，与正气相搏，结于胁下，因而胸胁苦满，这就进入少阳病的病理阶段了。正邪分争，即正邪相拒的意思。正进邪退，病近于表则恶寒，邪进正退，病近于里则恶热，故往来寒热。分争时则寒热作，否则寒热亦暂息，故休作有时。热邪郁集于胸胁，故默默不欲饮食。胸胁之处，上有心肺，旁及肝脾，下接胃肠，故谓脏腑相连。邪热激动胃肠中的水气，则腹痛。邪高于胸胁之上，而痛在胃肠之下，故使其人欲呕，此宜小柴胡汤主之。

以上《素问·评热病论篇》一段虽是论阴阳交的死证，但与表证时，人体欲汗的抗病机制同理，尤其对精胜或邪胜的阐述均较为精详。《伤寒论》一段，是说太阳病自表传入半表半里，亦由于人体抗病机制的改变所致。

六经八纲的来历既明，对照前述的治则，显而易见，则经方的辨证施治，恰为适应人体抗病机制的一种原因疗法，其所以有验自非偶然。为证明所言非虚，再以太阳病证为例释之。

如前所述，太阳病是以脉浮、头项强痛而恶寒等一系列症状为特征的，今就这些症状分析如下。

脉浮：这是由于浅在动脉的血液充盈所致。

头项强痛：因为上体部血液充盈的程度为甚，故在上的头项体部，更感有充胀和凝滞性的疼痛。

恶寒：体表的温度升高，加大了与外界气温的差距，故觉风寒来袭的可憎。

由于以上的症状分析，正足以说明人体已把大量体液和邪热，驱集于上半身广大的机体表面，欲汗出而不得汗出的一种情况。太阳病的治则是发汗，这不正是适应人体欲汗出的病机，而达到汗出的原因疗法吗？由以上可看出，适应人体抗病机制的治疗，可以说是最理想的一种原因疗法，经方的辨证论治，其实质不是别的，而恰是这种最理想的治疗方法。

经方实践

第一节 感 冒

一、西医概述

感冒是一种常见的急性上呼吸道感染性疾病，为鼻腔、咽或喉部急性炎症的总称。主要病原体是病毒，少数是细菌。主要表现为打喷嚏、流鼻涕、鼻塞、咽部不适、咳嗽等症状。治疗以对症处理为主，同时注意休息、多饮水、清淡饮食等。流感可应用抗病毒药物，无细菌感染证据则避免使用抗生素。

二、中医证治概述

中医有两大理论体系，即医经和经方，医经认为感冒之"感"是触及之意，"冒"是逆犯之意，感冒作为病名，首见于北宋杨士瀛的《仁斋直指方·诸风》。病情轻者多感受当令之气，俗称伤风；病情重者称为重伤风；如病情较重且在某一个时段内广泛流行，证候相类似，称为时行感冒，有较强的传染性，故张景岳将其列为时行病之一，"非其时有其气"，且"病无长少，率相近似"。传统时方理论体系认为，最常见的病因为风邪或风邪兼夹其他六淫邪气侵扰人体，主犯肺卫，以风寒、风热两型最为常见，或兼夹其他时令邪气如挟湿、挟暑等兼证。因人体正气之强弱分为虚实两端，辨证分属实证的风寒证、风热证、暑湿证；属虚证的气虚证、阴虚证。治疗主要集中在解决"表"的问题，驱逐外感病邪为第一要务，论治感冒始终从解表论治入手，侧重对所受邪气的性质追溯。而经方对该病的认识与证治明显不同。

三、经方论治

经方是以八纲为基础理论形成的六经辨证理论体系。与医经不同，认为感冒并非只见于表证。治疗并非解表一法概之，认为感冒可见表证，亦可见里证，亦可见半表半里证。治疗依据病位不同而不同，即在表应发汗解表，在里可吐、下、清、温，在半表半里宜和解。辨证不是只重病因，仅限于外邪风寒或风热之属，而是依据患病当前的症状反应，先辨病位和病性，再进一步对证选方用药。即是说，先辨六经，继辨方证，求得方证对应治愈疾病。人体患病后，机体抗病的正气势必驱邪外出，正邪相争，产生症状，症状变化往往是人体正邪相争的变化，症状变就意味着方证变化，治病不能仅仅停留在一法上，要具体到方证才能正确地遣方用药，才能避免经验主义而过用寒凉或辛散之品，因此，辨方证是辨证的要点。

四、医案举隅

医案1 某女，58岁，主因"头痛、腹泻4日"于2012年4月29日就诊。

患者4日前晚饭后着凉出现头痛、面颊热、恶寒、腹泻，西医诊断：病毒性胃肠型感冒，经输液治疗3天毫无疗效，腹泻每日10余次，质稀如水，饮水即泻，腹痛不明显，身畏寒，手足冷，舌苔白根腻，脉沉细。

［辨六经］太阳太阴合病。

［辨方证］四逆汤方证。

［处方］炮附子15 g，炮姜10 g，炙甘草6 g。1剂，水煎服。

药后泻止，但晚上食粥1碗又腹泻3次，食无味，心下满。上方加党参10 g，服1剂痊愈。

按 患者是中年女性，西医诊断为病毒性胃肠型感冒。症见腹泻质稀，苔白根腻，脉沉细；头痛，面颊热，畏寒，手足冷，故辨六经为太阳太阴合病。先师仲景早有明法"伤寒，医下之，续得下利，清谷不止，身疼痛者，急当救里；后身疼痛，清便自调者，急当救表。救里宜四逆汤，救表宜桂枝汤。"患者虽现表里合病，但因里急泄利甚，故先温其里。患者1剂泻止，再次进食又发生泄泻，饮食无味，为里虚寒甚虽效而未全康复；心下满为虚满，故以党参补中健胃，解心下痞。

四逆汤是甘草干姜汤与干姜附子汤之合方，属太阴里虚寒的方剂。甘草干姜汤证是胃虚津液伤，治疗胃虚有饮、呕逆、吐涎沫或小便数者。干姜附子汤则是温太阴里虚寒之重剂，治疗四逆身冷而脉沉微者。附子，味辛，温。为祛阴寒，起沉衰，强化代谢机能之要药。据六经证配伍适证用药，可用于常见阴证。附子得干姜配伍则温里的作用大大增强，炙甘草一则缓急，使泄泻之急得缓，一则养护中焦已伤之胃气，合仲圣之"护胃气，存津液"之大法。

医案2 某女，45岁，主因"食欲差伴四肢疼痛7日余"于2007年2月20日就诊。

初诊： 患者1周前受凉后出现发热、恶寒、全身关节疼痛，就诊于某医院急诊科，服用中西药后仍觉不适，遂找中医诊治。刻下诊：汗出恶风，四肢关节疼痛，口干，咽干，恶心，食纳差，二便调，无口渴欲饮，舌质淡红、苔薄白，脉弦细。

［辨六经］太阳少阳合病。

［辨方证］柴胡桂枝汤证。

［处方］柴胡12 g，黄芩10 g，党参10 g，清半夏15 g，炙甘草6 g，生姜15 g，大枣20 g，桂枝10 g，白芍10 g。1剂，水煎服。

二诊：2007年2月22日。患者服完1剂后，汗出恶风、关节疼痛、恶心症状消失，出现四肢厥冷，大便偏干，同时伴有口干、咽干，舌质淡红、苔薄白，脉弦细。

［辨六经］厥阴病。

［辨方证］柴胡桂枝干姜加白术龙骨汤证。

［处方］柴胡12 g，黄芩10 g，生龙骨15 g，生牡蛎15 g，天花粉12 g，干姜6 g，桂枝10 g，白术18 g，炙甘草6 g。1剂，水煎服。

服上药后，四肢厥逆、大便干、口干等症状消失，一切正常，病告痊愈。

🐝 患者初诊1周来发热、恶寒、身痛、汗出恶风、四肢关节疼痛，证属太阳。咽干、口干、恶心，证属少阳，六经辨证属太阳少阳合病。故以柴胡桂枝汤两解太阳少阳。

患者服药1剂后表证症状明显缓解，而半表半里证仍在，且见四肢厥冷、大便干，呈现阳微结，病情由阳证变为阴证，即由少阳转化为厥阴，为柴胡桂枝干姜加白术汤适应证，故与之很快痊愈。

柴胡桂枝干姜汤出自《伤寒论》第147条、148条，原文论述是久病或经汗下吐多方治疗不愈，而导致的半表半里津伤重、下寒重，出现大便硬而见阳微结，证属厥阴，故柴胡桂枝干姜汤清上温下治之，加白术温中健胃生津液，以治下寒之大便硬。

医案3 某男，9岁，主因"体温反复升高9天"，于2016年10月10日就诊。

患者10月1日受凉后发热，体温37℃，昨日发热加重，体温38.2℃。西医诊断：上呼吸道感染。现症见：身热不恶寒、咳嗽、流清涕、盗汗、不思饮，苔白微腻，脉细数。

［辨六经］太阳阳明太阴合病。

［辨方证］大青龙加杏桔薏败夏厚术汤证。

［处方］麻黄18 g，桂枝10 g，杏仁10 g，炙甘草6 g，桔梗10 g，生薏仁18 g，败酱草15 g，姜半夏30 g，厚朴10 g，生白术18 g，生石膏45 g。自加生姜3片、大枣4枚。3剂，水煎服。1剂服2天。

1剂热退，3剂咳嗽、盗汗已，病获痊愈。

按 患儿受凉后出现发热，体温升高，咳嗽、流清涕、盗汗、脉细数，为太阳阳明合病；患者不思饮，苔白腻，为太阴里寒饮证。故辨证为太阳阳明太阴合病，治以解表、清里热兼以温中化饮，治用大青龙加杏桔薏败夏厚术汤。以大青龙汤解表清热。加生薏苡仁、败酱草、桔梗清热化痰。加半夏、厚朴、生白术温中健胃化饮。麻黄与白术同用有特殊用意，一是使其发汗不致太过，二是白术得麻黄可并行表里之湿，从汗和小便两途引邪外出。

感冒、鼻炎症见盗汗，最常见于儿童。盗汗一症，时方派多认为是阴虚所致，经方与其认识明显不同。《伤寒论》第201条："阳明病，脉浮紧者，必潮热发作有时；但浮者，必盗汗出。"即论述了盗汗是表虚里热，在表之虚不能固护，里热迫津液外出是盗汗的主要成因，所以治疗须解表的同时要清里热。

此类证治在临床最常见，须注意。

医案4 某男，3岁8个月，主因"发热12天伴食纳差"于2019年3月29日就诊。

患儿12天前因外感受凉后发热，恶寒，就诊于北京某儿童医院，诊断为"呼吸道感染、细菌感染"。予头孢曲松钠静脉滴注，高热渐退，但仍有间断发热，体温最高仍可达38.5℃，继续输液治疗效果不明显。后因大便干就诊于某中医处，予熟大黄剂（具体不详）后便稍通，但仍有间断发热及精神状态差，遂求治于冯世纶教授。刻下症见：发热，咳嗽，口干，纳呆，腹胀，大便每日1行，苔薄白，舌红，脉细数。

［辨六经］少阳阳明合病。

［辨方证］小柴胡加石膏陈皮汤证。

［处方］柴胡24 g，黄芩10 g，姜半夏30 g，党参10 g，炙甘草6 g，陈皮30 g，生石膏45 g，生姜3片，大枣4枚。1剂。水煎服。

患儿服药后热退，精神状态较前明显好转，腹胀减，经调养数日后食欲复常，腹胀已。

按 患儿外感后发热、恶寒，是病邪反应于表，经输液后患儿体温渐降，但仍有间断发热，口干，纳差，腹胀，表证已不明显，正契合《伤寒论》96条小柴胡汤方证："伤寒五六日，中风，往来寒热，胸胁苦满，默默不欲饮食，心烦喜呕，或胸中烦而不呕，或渴，或腹中痛，或胁下痞硬，或心下悸，小便不利，或不渴，身有微热，或咳者，小柴胡汤主之。"病位传于半表半里，病性属阳，结合患者仍有间断发热、口干，是阳明证候，故辨为少阳阳明合病。故以小柴胡加石膏汤治疗，和解少阳兼清阳明之热，伍以陈皮理气消胀满。

小柴胡汤应用范围极广，且《伤寒论》中论"伤寒中风，有柴胡证，但见一证便是，不必悉具"的论述。有医家畏伤寒热病不敢予人参类温热药，却不知小柴胡汤精妙之处即在于人参的运用。少阳本有胃气虚，胃气不振，血气外虚是少阳病的主要病机，且此患儿经过大黄攻下后更致胃虚，表邪入于半表半里，而呈半表半里之阳证，治少阳须补中滋液，和解之。为兼顾阳明之热，因加生石膏清阳明之热。经方加减之法正如朱肱所言"用药如斗运转"，是非常灵活的，症状变化了，用药应随之变化，这也是经方医学体系的一大特点。患者每次的就诊，都要依据用药后的症状反应重新进行六经八纲辨证。

五、体会

上述四则验案，症状表现不同，治用方药各异，展示了经方治感冒的特点，亦展示了与医经治感冒明显不同。值得一提的是，案中我们用四逆汤、柴胡桂枝干姜汤等，医经、时方派多认为是治内伤杂病，不适用治外感，显示了两大医学体系的不同。即医经及时方派注重脏腑、病因辨证，认为感冒只限于外感表证，临床仅见外感风寒或风热等，于临床证治凸显不足，尤其是面对西医学的"上感"诊断，面对病毒性胃肠性感冒及咽炎发热等，证在里和半表半里者则无法面对，治疗凸显失策。

而经方治疗感冒用六经辨证，辨证不是依据病因，是风寒、风热、风温、风湿、暑湿等，不分外感内伤，不是论其因，而是依据症状反应，论其证。治疗不只是解表，而是依据病位，证在表者发汗解表，证在里者治里，里分阴阳，里阳证清热，里阴证温补。证在半表半里治半表半里，和解清热。面对西医"上感"的诊断，经方依据症状反应，先辨六经，继辨方证，做到方证对应，治疗感冒显现明显的优越性。

第二节　鼻　炎

一、西医概述

通常讲的鼻炎包括鼻和鼻窦黏膜炎症，根据发病的特点分为急性、慢性、过敏性，临床以过敏性鼻炎最为常见。主要表现为鼻塞、喷嚏、流涕等，治疗包括鼻腔清洗、抗感染、鼻内用药、口服抗组胺药等，药物治疗无效者，可选择手术治疗。

二、中医证治概述

中医治疗鼻炎，既辨鼻部症状又辨全身症状，四诊合参，审证求因，分为外感和内伤。急性鼻炎多为外感邪气，辨证分风寒和风热，治法以辛散通窍为主。慢性鼻炎系脏腑虚损，脾肺气虚，卫表不固；或肺热上犯鼻窍所致，辨证有虚实之分，治法以通、排、补为主，即芳香通窍、祛痰排脓、补益肺脾。过敏性鼻炎为禀赋特异，或异气侵袭所致，基本病机为本虚标实，本虚分为气虚和阴虚，气虚常涉及肺、脾、肾，阴虚多累及肺、肝、肾，标实以风、痰、热为主，发作期以祛邪为主，治以疏风、祛痰、清热，缓解期以补虚为主，补益肺脾肾，或标本兼治。

三、经方论治

经方治鼻炎，不分外感和内伤，不论急性和慢性，不辨西医疾病诊断和脏腑经络，而是采用八纲六经方证理论，辨证依据患者的症状反应，先辨六经，再辨方证，求得方证对应治愈疾病。辨六经不能局限于鼻咽症状，须结合整体的症状反应，辨病位和病性。鼻炎不仅有表证，还有半表半里证和里证；不只是阳证，还有阴证。鼻炎可见六经病及合病、并病，如太阳表虚的桂枝汤证、太阳阳明太阴合病的大青龙汤证、太阳太阴合病的小青龙汤证、为少阴太阴合病的麻黄附子细辛汤证、少阳病的小柴胡汤证、厥阴病的柴胡桂枝干姜汤证、太阴病的半夏厚朴汤证等。

四、医案举隅

医案1　某女，51岁，主因"发热、流涕、头痛1周"于2004年9月26日就诊。

患者7天前因淋雨出现发热，体温38.6℃，恶寒，头剧痛，全身酸痛，鼻流清涕，经西药治疗1周，仍低热，体温37.5℃，汗出，恶风，动则汗出明显，头隐隐作痛，鼻流清涕，遇风寒加重。舌苔白，脉浮弱。

［辨六经］太阳病。

［辨方证］桂枝汤证。

［处方］桂枝9g，白芍9g，生姜9g，大枣4枚，炙甘草6g。

服一煎后，体温降至正常。又继服2剂，流清涕及诸症已。

ⓑ 本例是伤风感冒，即鼻腔黏膜的急性炎症，往往伴发咽炎、扁桃体炎、鼻窦炎等。分析患者症状反应，头身疼痛，恶风，发热，汗出，为太阳病表虚证，宜桂枝汤。《伤寒论》第12条："太阳中风，阳浮而阴弱，阳浮者，热自发；阴弱者，汗自出。啬啬恶寒，淅淅恶风，翕翕发热，鼻鸣干呕者，桂枝汤主之。"第13条："太阳病，头痛、发热、汗出、恶风，桂枝汤主之。"条文中的鼻鸣，即急性鼻炎的表现，太阳病治当发汗解表，有出汗者，宜用桂枝汤小发汗。胡希恕先生认为桂枝汤"既是发汗解热汤剂，又是安中养液调和营卫之方"，"本方药力微薄平稳，既非大热，又非大汗之药，合理应用桂枝汤是一种养胃增液的发汗、止汗法，是祛邪不伤人的"。

医案2 某男，4岁，主因"鼻塞、流黄浊涕3个月"于2005年11月14日就诊。

初诊：患儿素体略弱，西医诊为免疫力低下，经常反复上呼吸道感染，治用转移因子、球蛋白等，体质无改善。最近3个月鼻塞，流黄浊涕，起初以为感冒，后经医院拍片诊为"副鼻窦炎"。刻下症：鼻塞，头痛，以前额及双颞太阳穴为甚，呈闷痛感，口干，大便干，2~3天1行，咳轻，咯少许黄痰。舌略红，舌苔白腻，脉细而寸滑。

［辨六经］太阳阳明太阴合病。

［辨方证］大青龙加薏败桔术夏汤证。

［处方］生麻黄6g，桂枝6g，杏仁6g，清半夏10g，生薏苡仁12g，败酱草12g，桔梗6g，炙甘草6g，生白术10g，生石膏45g，生姜3片，大枣3枚。3剂，水煎服。

二诊：2005年11月18日。头痛及鼻塞已，但仍咳，且有少量黄痰，大便略干，苔白不腻，脉细缓。

［辨六经］太阴阳明合病。

［辨方证］半夏厚朴加甘桔竺诃杏贝枇牛汤证。

［处方］清半夏15g，厚朴10g，苏子10g，生姜15，炙甘草6g，茯苓10g，炙枇杷叶6g，桔梗6g，天竺黄10g，诃子肉6g，杏仁6g，川贝母5g，牛蒡子10g。3剂，水煎服。

服上方后，病症痊愈。

🈯 此证在幼儿常见，多因鼻炎反复发作而合并鼻窦炎、鼻甲肥大、腺状体肥大，投苍耳子、辛夷、白芷类不能尽除，久治不愈。患儿体质虚弱，往往先入为主辨为虚证，而经方辨证依据症状反应，先辨六经，辨方证。初诊鼻塞，头痛，为太阳病；口干，舌略红，为阳明里热；咳痰，为里有痰饮，属太阴，辨六经为太阳阳明太阴合病。太阳表实里热，宜大青龙汤。《伤寒论》第39条："伤寒，脉浮缓，身不疼，但重，乍有轻时，无少阴证者，大青龙汤发之。"《金匮要略·痰饮咳嗽病脉证并治》第23条："病溢饮者，当发其汗，大青龙汤主之，小青龙汤亦主之。"大便干，考虑为太阴里虚寒，故加生白术；加桔梗、薏苡仁、败酱草清热排脓，半夏化痰逐饮，故辨方证为大青龙加薏败桔术夏汤证。

二诊，鼻塞及头痛缓解，表证已解。咳痰，属太阴；痰黄，为痰郁化热，属阳明，故辨六经为太阴阳明合病。半夏厚朴汤化痰降逆，加桔梗、甘草、诃子肉利咽止咳，杏仁、川贝母、枇杷叶化痰，天竺黄、牛蒡子清痰热。方证、药证相符，故疗效显著。

医案3 某女，36岁，主因"头痛反复发作5年"于1965年3月9日就诊。

初诊：患者头痛反复发作5年，多于午后、疲劳、睡眠不足时发作，多次到医院就诊，拟诊为"神经性头痛"，给予镇静剂、止痛剂可暂时缓解疼痛，但不能除根。近1月因前额痛明显，拍X光片诊断为"鼻窦炎"，抗生素治疗无效，寻求中医治疗。刻下症：头痛多在前额，伴双眼胀痛，后颈紧胀感，头沉，背酸痛，咽干，易心烦，无鼻塞、流涕。舌苔白、根腻，脉沉细弦，左寸浮。

［辨六经］太阳阳明太阴合病。

［辨方证］越婢加术夏桔汤证。

［处方］麻黄12 g，生姜9 g，炙甘草9 g，大枣4枚，生石膏45 g，苍术15 g，半夏12 g，桔梗9 g。3剂，水煎服。

二诊：1965年3月12日。头痛减轻，上方继服。6剂后头痛已，仍后颈紧，续服6剂，诸症已。

🐾 头、项及背部疼痛，脉浮，病位在表，为太阳病；心烦，为阳明里热；上半身酸胀沉，苔腻，脉沉弦，里有停饮，湿郁在表，故辨六经为太阳阳明太阴合病。外邪里热，水饮内停，水气在表，宜越婢汤；加苍术，健胃利湿，止痹痛；前额及双眼胀痛，加半夏下气降逆逐饮；咽干，加桔梗利咽排脓，故辨方证为越婢汤加术夏桔汤证。

《金匮要略·水气病脉证并治》第23条："风水，恶风，一身悉肿，脉浮不渴，续自汗出，无大热，越婢汤主之。"第25条："里水，越婢加术汤主之，甘草麻黄汤亦主之。"《金匮要略·肺痿肺痈咳嗽上气病脉证治》第13条："咳而上气，此为肺胀，其人喘，目如脱状，脉浮大者，越婢加半夏汤主之。"

医案4 某男，47岁，主因"反复鼻塞、流涕、头痛5个月"于1984年10月

28日就诊。

初诊：患者5个月以来反复出现鼻塞，流涕，伴头痛，近1月加重，曾用中西医治疗效果不佳。因感乏力、精神疲惫，找名中医多以补肾为治不见寸效。刻下症：时有鼻塞，恶寒，头痛绵绵，时轻时重，伴头昏、乏力，白天昏昏欲睡，晚上睡眠多梦，手足冷，口中微黏腻感，舌苔白、根腻，脉沉细。

［辨六经］少阴太阴合病。

［辨方证］麻黄附子细辛汤证。

［处方］生麻黄6 g，川附子6 g，细辛6 g。3剂，水煎服。

患者服1剂有效，3剂后诸症愈。

按 恶寒，头痛，精神疲惫，手足冷，为少阴表虚寒；口中黏，苔腻，脉沉，为里饮，属太阴，故辨六经为少阴太阴合病。外邪里饮，鼻塞，不出汗，辨方证为麻黄附子细辛汤证。患者病史5个月，反复不愈，曾接受中西医治疗，疗效均不满意，后因乏力、精神疲惫，服补肾剂无效。经方治病，不辨病，也不辨脏腑虚实，而是辨八纲、六经和方证。经方辨证，依据患者整体的症状反应，先辨六经，再辨方证，求得方证对应而治愈疾病。本案速效的关键是方证对应精准。

医案5 某女，48岁，主因"鼻塞、流涕伴咳嗽"8年，于2019年3月20日就诊。

初诊：患者近8年反复鼻塞，喷嚏，流清涕，鼻干，鼻翼起疱疹，咽干痒，白天咳多，无痰，手足凉，颈腰酸，走路膝软，微汗出，纳可，大便干，3日1行，月经量少，经期不准。苔白，脉细。

［辨六经］厥阴太阴合病。

［辨方证］柴胡桂枝干姜合当归芍药散加桔芷汤证。

［处方］柴胡12 g，黄芩10 g，天花粉12 g，生龙牡各12 g，桂枝10 g，干姜10 g，当归10 g，白芍10 g，川芎6 g，生白术30 g，泽泻18 g，茯苓12 g，炙甘草6 g，桔梗10 g，白芷10 g，7剂，水煎服。

二诊：2019年4月3日。鼻干、喷嚏、咳嗽减轻，项部拘紧不利，腰酸，左侧髋及膝关节疼痛，小腿痒，大便2日1行，口苦，唇干，恶寒，四逆。苔白，脉细。上方去桔梗、白芷，加秦艽10 g，增干姜15 g，7剂，水煎服。

三诊：2019年4月24日。咳嗽，鼻痒，偶喷嚏，口中和，怕冷，手足凉，髋疼，大便如常。苔白，脉细。

[辨六经] 少阴太阴合病。

　　[辨方证] 麻黄细辛附子合半夏厚朴汤证。

　　[处方] 麻黄10g，白附片18g，细辛6g，姜半夏30g，厚朴10g，茯苓12g，苏子10g，生姜3片。7剂，水煎服。

　　四诊：2019年5月15日。鼻痒，咽痒，咳嗽减轻，音哑，大便2日1行，腹胀，不易汗出，早起口苦。苔白，脉细。

　　[辨六经] 少阳太阴合病。

　　[辨方证] 小柴胡合半夏厚朴加桔杏橘术汤证。

　　[处方] 柴胡12g，黄芩10g，姜半夏30g，党参10g，陈皮30g，炙甘草6g，生白术30g，厚朴10g，桔梗10g，杏仁10g，茯苓12g，苏子10g，生姜3片，大枣4枚。7剂，水煎服。

　　五诊：2019年6月12日。鼻痒，咽痒，咳轻，汗不多，腰酸明显，口苦轻，腹胀已，大便每日1行，手热足冷。苔白，脉细。

　　[辨六经] 太阳少阳合病。

　　[辨方证] 柴胡桂枝加桔梗枇杷叶汤证。

　　[处方] 柴胡12g，黄芩10g，生半夏15g，党参10g，炙甘草6g，桂枝10g，白芍10g，桔梗10g，炙枇杷叶10g，生姜3片，大枣4枚。7剂，水煎服。

　　六诊：2019年6月26日。咽痒减，偶咳，鼻痒轻，汗不多，腰酸腿疼，手热足凉，口不苦，怕冷，腹痛，大便稀溏，每日2行，苔白，脉弦细。

　　[辨六经] 太阳阳明太阴合病。

　　[辨方证] 桂枝加芍豆归苓术桔杏汤证。

　　[处方] 桂枝10g，白芍18g，炙甘草6g，茯苓15g，苍术15g，桔梗10g，杏仁10g，赤小豆15g，当归10g，生姜3片，大枣4枚。7剂，水煎服。

　　ⓘ 初诊咽干、鼻干、鼻翼起疱疹为上热，四逆、腰酸膝软为下虚寒，咳嗽为气上冲，辨六经为厥阴病；鼻塞、流涕为里有停饮，大便干、月经量少，为太阴津血虚，故辨六经为厥阴太阴合病。半表半里虚寒，不呕，大便硬，宜柴胡桂枝干姜汤，《伤寒论》第147条："伤寒五六日，已发汗而复下之，胸胁满微结，小便不利，渴而不呕，但头汗出，往来寒热，心烦者，此为未解也，柴胡桂枝干姜汤主之。"太阴津血虚水盛，宜当归芍药散。咽干、鼻塞、喷嚏、流涕，加桔梗利咽排脓，白芷解表祛湿通鼻窍。服7剂后，症减，仍口苦、四逆、大便硬，六经不变，上方去桔梗、白芷，干姜增量至15g，温中健胃生津液；髋膝关节疼痛，加秦艽祛湿止痹痛。

三诊怕冷、手足凉、脉细为少阴病，口中和为太阴病，故辨六经为少阴太阴合病。鼻痒、喷嚏、髋疼为外邪里饮，宜麻黄细辛附子汤。《伤寒论》第301条："少阴病，始得之，反发热，脉沉者，麻黄细辛附子汤主之。"咳嗽，为痰饮上犯，宜半夏厚朴汤，故辨方证为麻黄附子细辛合半夏厚朴汤证。

四诊口苦为少阳病，宜小柴胡汤。咽痒、咳嗽为太阴病痰饮气结，宜半夏厚朴汤。加桔梗、杏仁利咽祛痰止咳。腹胀，加陈皮宽中除满。大便2日1行，加生白术30 g，健胃生津液。故辨六经为少阳太阴合病，辨方证为小柴胡合半夏厚朴汤加桔杏橘术汤证。

五诊症减，仍口苦，少阳病未除，汗出、足凉、腰酸为太阳病，故辨六经为太阳少阳合病，宜柴胡桂枝汤两解太少。《伤寒论》第146条："伤寒六七日，发热、微恶寒、肢节烦痛、微呕、心下支结、外证未去者，柴胡桂枝汤主之。"加桔梗利咽，枇杷叶化痰止咳。

六诊，口不苦，少阳病已除，汗出、恶寒、身痛为太阳病，手热为阳明里热，便溏为太阴病，故辨六经为太阳阳明太阴合病。表虚里热腹痛，宜桂枝加芍药汤；鼻咽痒、咳嗽，加桔梗、杏仁利咽止咳；腿痛、大便溏，加苓术利湿除痹；鼻炎病久，湿毒瘀滞血分，加赤小豆当归散利湿活血排脓。故辨方证为桂枝加芍药合赤小豆当归散加苓术桔杏汤证。

患者病程久，病情复杂，治疗周期较长，每诊均辨六经和再辨方证，不循"效不更方"，不论表里传变和阴阳转变，辨证依据症状反应，随证治之。

五、体会

以上医案可知，经方辨证依据患者的症状反应，先辨六经，再辨方证，方证对应而治愈疾病。鼻炎临床表现可见于六经各证，表证较多见。常于季节交换、环境温度变化大或受凉时诱发鼻炎反复或加重，恶寒、怕风、头身疼痛等，均为病邪在表的症状反应。分析鼻炎的局部症状，鼻塞是因为鼻黏膜水肿，可视为水饮在表；鼻、咽等孔窍痒，也是表不解的症状反应；打喷嚏是人体祛邪外出的一种方式，等同于出汗。故应重视辨表证。

鼻炎是鼻部的炎症，有细菌、病毒等外来因素，经方认为还有内在的原因，常见的有停饮，口黏、不欲饮、头晕沉胀、身酸重、小便不利、大便溏等均是里饮的症状反应。从鼻涕情况看，流清涕为里饮，治应健胃化饮，宜生姜、大枣及茯苓、白术；里虚寒者，宜干姜、细辛和附子。鼻流黄浊涕为湿热，病久成痈，可适证选用排脓汤、薏苡败酱散、赤小豆当归散。

第三节　气管-支气管炎

一、西医概述

气管-支气管炎是常见病，分急性和慢性两种。本病发生与感染或非感染因素刺激有关。临床表现以咳嗽和咳痰为主，可伴有喘息。可无明显阳性体征，或在两肺闻及散在干、湿啰音。胸部X线检查可无异常，或见肺纹理增粗。治疗以止咳化痰等对症处理为主，有细菌感染证据时可使用抗生素。

二、中医证治概述

气管-支气管炎属中医咳喘范畴，咳喘的病因分外感、内伤两大类。外感咳喘为六淫外邪侵袭肺系，肺气上逆。其病位主要在肺，多为邪实，治宜疏风解表、祛邪宣肺，按外邪性质分风寒、风热、风燥论治。内伤咳喘为脏腑功能失调，内邪干肺，肺失肃降。其病位主要在肺和肾，涉及肝和脾。病性分虚、实，邪实多为痰、热，正虚以气虚、阴虚为主。实则祛邪利肺，化痰、清热、理气；虚则扶正补虚，补肺、健脾、益肾。虚实夹杂者，当按具体病情分清主次，权衡标本，酌情兼顾。时方治咳喘，辨外感邪气和脏腑虚实，依据六淫邪气的不同而分别疏风、散寒、清热、润燥、祛暑等解表祛邪，按五脏生克及寒、热、痰、气的不同而采用宣肺、清热、化痰、理气、温肺、健脾、益肾等。

三、经方论治

经方治咳喘，不只注重辨病因和脏腑，而是先辨六经，再辨方证，辨方证时，重视病因的存在。在经方理论体系中，咳喘的主要病机是外邪与正气相争，风寒等外邪只不过是诱因或近因。当机体隐伏有痰饮，易引发咳喘，即外邪侵袭人体，外邪与痰饮同时与正气相搏而致病，形成特殊的病情，在治疗上也就要特殊对待。正邪交争，产生症状，有症状就有六经。辨治咳喘须结合整体的症状及舌脉，先辨六经。咳喘的症状反应可见于六经各证，故其治疗不同。在表用汗法，无汗宜麻黄剂，有汗宜桂枝剂，机能沉衰者加细辛、附子。里实热用下（清）法，里虚寒用温法；半表半里用和法，阳证治宜和解清热，阴证治宜温下清上、强壮和解。辨六经和明确治法以后，还要继续分析具体病情的寒热虚实及痰饮瘀血等病因，辨出相适应的方药，即辨方证。

四、医案举隅

医案1 某男，72岁，因"咳嗽2月余"于2019年12月5日就诊。

初诊：患者2个月前出汗受凉后咳嗽，夜间明显，咯少量白痰，无发热及咽痛，服止咳中药2周后咳嗽明显减轻，易出汗，咳嗽间断发作，近1周感冒后加重，查血常规白细胞不高，胸部CT提示：右下肺磨玻璃灶，建议抗感染治疗后复查。左下肺条索影，考虑陈旧性病灶。静脉滴注抗菌药5天，咳嗽无明显减轻，寻求中药治疗。刻下症：咳嗽阵发，咽干不适，咽痒即咳，咳甚则头胀，乃至头痛，伴大汗出，咯少量白痰，无口干及口苦，白天走路和吃饭时出汗，夜间盗汗，眠差，纳可，大便每日1行，舌淡苔白，脉细滑。

[辨六经]太阳太阴合病。

[辨方证]桂甘合半夏厚朴加桔杏杷汤证。

[处方]桂枝10 g，炙甘草6 g，姜半夏30 g，厚朴10 g，茯苓12 g，苏子10 g，桔梗10 g，枇杷叶10 g，杏仁10 g，生姜3片。5剂，水煎服。

二诊：2019年12月9日。咳嗽明显减轻，咽干，汗出，盗汗，汗多湿衣，自觉燥热，无头身疼痛及恶寒，无口干口渴，纳可，大便每日1行。舌淡苔白，脉细滑。

[辨六经]太阳阳明太阴合病。

[辨方证]桂甘龙牡合半夏厚朴加桔杏杷汤证。

[处方]桂枝10 g，炙甘草6 g，生龙骨15 g，生牡蛎15 g，姜半夏30 g，厚朴10 g，茯苓12 g，苏子10 g，桔梗10 g，枇杷叶10 g，杏仁10 g，生姜3片。3剂，水煎服。

三诊：2019年12月12日。咳嗽已，汗出减少，仍有盗汗，口不干，余无不适，舌淡苔白，脉细。

[辨六经]太阳阳明合病。

[辨方证]桂甘龙牡汤证。

[处方]桂枝10 g，炙甘草6 g，生龙骨15 g，生牡蛎15 g。7剂，水煎服。

药后盗汗已。

🈯 本案咳嗽2个月，咽痒即咳，伴见头痛、汗出，太阳表证明显；咯吐白痰，苔白，为里有痰饮，辨六经为太阳太阴合病。表不解，气上冲，汗出者，宜桂枝甘草汤；痰饮内阻，宜半夏厚朴汤；加桔梗利咽祛痰，加枇杷叶、杏仁止咳降逆，即方证为桂枝甘草合半夏厚朴加桔杏杷汤证。二诊，咳减，汗多，盗汗，燥热，为表虚里热，汗出而表不解，即有太阳阳明合病；又见口不干，咳痰，为痰饮未去，故辨六经为太阳阳明太阴合病，故治疗加生龙牡各15 g，以清阳明里热敛汗。三诊，咳止，仍汗出，盗汗，口不干，表虚里热，辨六经为太阳阳明合病，故与桂枝甘草龙骨牡蛎汤而收全功。

《伤寒论》第64条："发汗过多，其人叉手自冒心，心下悸，欲得按者，桂枝甘草汤主之。"太阳病发汗过多，津血虚，气上冲，桂枝甘草汤解外降冲。《伤寒论》第118条："火逆下之，因烧针烦躁者，桂枝甘草龙骨牡蛎汤主之。"虚里热，汗多，盗汗，心悸烦，桂枝甘草解外，龙骨牡蛎强壮清热、敛汗安神。《金匮要略·妇人杂病脉证并治》第5条："妇人咽中如有炙脔，半夏厚朴汤主之。"里有痰饮，痰气互结，致咽中不利、咳逆、胸闷者，半夏厚朴汤化痰降逆。

由临床总结经验教训，经方认为盗汗多为里热表虚不固，本案初诊即有盗汗，已示有阳明内热，故初诊用桂枝甘草为主治疗欠妥，应以桂枝甘草龙骨牡蛎汤加味为佳。

医案2 某女，14岁，主因"咳嗽反复3年，加重10天"于2020年11月26日就诊。

患者3年前的夏季去欧洲夏令营，在飞机上受寒，出现咳嗽，无发热及咽痛，未能及时诊治，3周后回国，仍咳嗽，口服抗生素及中药后缓解。秋季天气变冷时，又出现咳嗽，晚睡时明显，呼吸科诊断为"支气管炎"，口服"头孢"及多种止咳中成药后，咳嗽渐止。以后每年秋冬换季均出现咳嗽，持续4~6周。2周前，受凉后出现咳嗽，晚睡前明显，痰少，无发热，服头孢霉素和阿奇霉素，咳嗽无明显减轻。刻下症：咳嗽，咯少量白痰，咽部拘紧不适，口干，晨起口苦，汗不多，不怕冷，手足热，无头身疼痛，纳差，无胃胀及呕恶，大便每日1行，眠差，月经正常。舌淡苔白，脉细。

[辨六经] 少阳阳明太阴合病。

[辨方证] 小柴胡合半夏厚朴加桔石汤证。

[处方] 柴胡12 g，黄芩10 g，姜半夏15 g，党参10 g，厚朴10 g，茯苓12 g，苏子10 g，桔梗10 g，生石膏45 g，炙甘草6 g，生姜3片，大枣4枚。5剂，每日1剂，水煎2次，每日2次温服。

家长微信反馈，服第1剂药后自觉嗓子开了，服2剂药后咳嗽不深了，服第

3剂药后咳嗽明显减轻，服第4剂药后咳嗽止，再服第5剂后停药。

　　按 本案慢性支气管炎，每年换季时咳嗽，经方治疗不辨病因和疾病诊断，而以症状为核心，先辨六经，再辨方证，方证对应治愈疾病。患者无恶寒，无表证，咽不利、口苦为少阳病，口干、手足热为阳明病，咳痰为里有痰饮，属太阴病，故辨六经为少阳阳明太阴合病。口苦、纳差、咳嗽，宜小柴胡汤；痰饮内阻，宜半夏厚朴汤；咽不利加桔梗，口干加生石膏，辨方证为小柴胡汤合半夏厚朴汤加桔梗石膏证。服药后症状减轻，2剂后咳止。

　　《伤寒论》第96条："伤寒五六日，中风，往来寒热，胸胁苦满，默默不欲饮食，心烦喜呕，或胸中烦而不呕，或渴，或腹中痛，或胁下痞硬，或心下悸，小便不利，或不渴、身有微热，或咳者，小柴胡汤主之。"半表半里阳证可见口苦、咽干、目眩等面部孔窍的热证，还可导致胸腹腔诸脏器发病，涉及肺，则咳，宜小柴胡汤和解清热。

　　医案3 某女，31岁，主因"咳嗽反复16年"于2018年6月27日就诊。

　　初诊：患者16年来反复咳嗽，不喘，感冒后咳嗽加重，诊断为"慢性支气管炎"。3个月前感冒后一直咳嗽，痰黄质黏，不易咯出，早晨起床时鼻流清涕，口渴思饮，怕冷，汗不多，纳可，大便溏，每日1~3行。苔白，脉细。

　　[辨六经] 太阳太阴合病。

　　[辨方证] 半夏厚朴加桔杏陈夷甘汤证。

　　[处方] 姜半夏30g，厚朴10g，茯苓12g，苏子10g，生姜15g，桔梗10g，杏仁10g，陈皮30g，辛夷10g，炙甘草6g。7剂，水煎服。

　　二诊：2018年7月7日。咳嗽减轻，痰白，无黄痰，无清涕，口干，纳可，晚饭后腹胀，大便如常，汗出不多，月经提前5天，左腹隐痛。苔白，脉细弦。

　　[辨六经] 太阳太阴病。

　　[辨方证] 半夏厚朴合赤豆当归加杏陈甘证。

　　[处方] 姜半夏30g，厚朴10g，茯苓10g，苏子10g，生姜15g，杏仁10g，陈皮30g，炙甘草6g，赤小豆15g，当归10g。7剂，水煎服。

　　三诊：2018年7月28日。咳嗽少，工作时能控制不咳嗽，但情绪变化易引发咳嗽，口水多，胸闷气短，纳可，食后腹胀，大便不成形，每日1行，本月月经如期至，但有血块。苔白，脉细。

　　[辨六经] 太阳太阴病。

　　[辨方证] 半夏厚朴合茯苓饮加赤豆当归杏仁汤证。

［处方］姜半夏30g，厚朴10g，茯苓12g，苏子10g，陈皮30g，杏仁10g，赤小豆15g，当归10g，党参10g，枳实10g，生姜15g，苍术10g。7剂，水煎服。

四诊： 2018年12月12日。咳嗽，3天前感冒后加重，痰少，汗不多，怕冷，口中和，不思饮，饮水后欲呕，胸闷不明显，少腹胀，晚饭后明显。苔白，脉沉滑。

［辨六经］太阳太阴病。

［辨方证］苓甘五味姜辛夏杏加桂术汤证。

［处方］茯苓12g，干姜10g，姜半夏30g，五味子15g，细辛6g，炙甘草6g，杏仁10g，苍术15g，桂枝10g。7剂，水煎服。

按 患者反复咳嗽数年，初诊见怕冷，流清涕，为表不解；咳痰为痰饮内盛，属太阴；口渴为饮聚津不上承，辨六经为太阳太阴合病，辨方证为半夏厚朴汤加桔梗、杏仁、陈皮、辛夷、甘草证。以半夏厚朴汤治太阳太阴合病解外邪里饮。加桔梗、甘草、杏仁、陈皮、辛夷解表化痰，降逆止咳。二诊，咳痰减轻，无恶寒及流涕，表证减。咳痰，食后腹胀，为痰饮内阻；胃内停饮，津不上承，故口干；里饮伴血瘀，故月经提前，小腹痛。辨六经为太阳太阴病，以半夏厚朴汤加杏仁、陈皮、甘草化痰止咳，行气消胀，赤小豆当归散利饮活血。三诊，情绪变化即咳，胸闷气短，口水多，为太阴病，痰气交阻，仍以半夏厚朴汤化痰止咳，行气消肿；胸腹满，口水多，大便溏，为胃虚停饮，宜茯苓饮；加杏仁降逆止咳利饮。月经有血块，合赤小豆当归散利饮活血。四诊，感冒后加重，怕冷，饮水后欲呕，少腹胀，口中和，不思饮。辨六经为太阳太阴病，辨方证为苓甘五味姜辛夏杏汤加桂术汤证。重在解表化饮。

《金匮要略·痰饮咳嗽病脉证并治》第37条："冲气即低，而反更咳，胸满者，用桂苓五味甘草汤去桂，加干姜、细辛，以治其咳满。"本条接第36条，服桂苓五味甘草汤后，冲气低了，咳逆胸满不减，是因为里虚寒痰饮盛，故去降冲气的桂枝，加干姜、细辛配伍五味子治寒饮咳逆，茯苓、甘草益气化痰祛饮，苓甘五味姜辛汤主治里虚寒饮无表证，咳而胸满，口不渴者。如表不解，气上冲，还要加桂枝。本例怕冷，饮水后欲呕，宜加桂枝。

医案4 某男，56岁，主因"咳喘反复发作7年余"于2006年6月12日就诊。

患者反复发作咳喘7年余，无明显季节性，发无定时，发则喉中痰鸣，胸闷憋气，常用气雾剂，诊断为"慢性喘息性支气管炎"。刻下症：喘憋，喉中痰鸣，胸闷，咳少，吐少量白痰，口干口苦，汗出较多，大便干，每日1行，腰膝酸痛，手足凉。苔白根腻，脉沉弦细。双肺未闻及哮鸣音。

［辨六经］厥阴太阴合病。

［辨方证］柴胡桂枝干姜合当归芍药散加射干汤证。

［处方］柴胡12 g，黄芩10 g，天花粉12 g，生龙骨15 g，生牡蛎15 g，桂枝10 g，干姜6 g，白芍10 g，当归10 g，川芎6 g，苍术15 g，泽泻12 g，茯苓12 g，射干10 g，炙甘草6 g。7剂，水煎服。

服上药后，喘平，停气雾剂。

🈂️ 口干、口苦为证在半表半里，四逆为下寒里寒，大便干为阳微结，喘咳为气上冲，此可判定为半表半里阴证；吐白痰、苔腻、脉沉为里有停饮；辨六经为厥阴太阴合病。以柴胡桂枝干姜汤治疗厥阴，以当归芍药散治疗太阴，因见喉中痰鸣，故加射干化痰利咽。

《伤寒论》第147条："伤寒五六日，已发汗而复下之，胸胁满，（阳）微结，小便不利，渴而不呕，但头汗出，往来寒热，心烦者，此为未解也，柴胡桂枝干姜汤主之。"第148条："伤寒五六日，头汗出，微恶寒，手足冷，心下满，口不欲食，大便硬，脉细者，此为阳微结，必有表，复有里也。"厥阴病，上热下寒，津虚，大便干，柴胡桂枝干姜汤温下寒而清上热，理中健胃生津液，强壮和解半表半里之阴证。《金匮要略·妇人杂病脉证并治》第17条："妇人腹中诸疾痛，当归芍药散主之。"不只用于治疗妇人腹中诸疾痛，凡里虚寒血虚水盛者，可用本方或合方治之。

五、体会

气管-支气管炎的主要症状是咳嗽、咳痰，部分伴喘息，西医治疗以祛痰、止咳、平喘为主，细菌感染时使用抗生素，用药多为寒性，易伤胃气，会导致疾病迁延反复。时方治咳喘分外感和内伤，强调主要病位在肺，基本病机是内外邪气犯肺，宣降失司，肺气上逆。其中，外感咳喘，多为实证，治以解表祛邪宣肺，辨病邪论治。内伤咳喘，多属邪实正虚，邪实多是痰和热，正虚常见气虚和阴虚。邪实主治在肺，气郁涉及肝，分别采用宣肺、化痰、清热以及疏肝理气等方法。正虚责于肺和肾，或及脾，施以补肺、益肾、健脾。

经方治疗咳喘，采用八纲六经辨证，以症状反应为核心。症状是机体患病后正邪交争的反应，体现患病机体的机能变化和正邪相争的部位和进退态势。辨证依据整体的症状反应，先辨六经，再辨方证。辨六经即明确治法，辨方证即选用相对应方药，故辨六经尤为重要。表实无汗者，用生麻黄发汗解表，并治因表不解导致的上气咳喘。麻黄为一有力的发汗药，表虚有汗者及里证和半表半里证不能用麻黄，药不对证，发汗不当，则徒伤津液，致正虚邪恋，咳喘不止。后世时方常用炙麻黄宣肺平喘止咳，并有"治喘必用麻黄"的认识，这与经方有明显的不同。从临床实际看，单纯的表证较少，多表现为表里合病，尤其是慢性咳喘，以半表半里证更为多见，因此，用麻黄的机会少，用柴胡剂的机会较多。不能只着眼于咳喘而责之于肺，辨证要依据整体的症状反应。

经方治疗咳喘，非常重视痰饮，认为内伏痰饮是咳喘的重要病因，"病痰饮者，当以温药和之。"痰有可见的，亦有未可见的，所谓干咳无痰，往往是痰气内阻，咯痰不出。常见于感冒后期或过敏等，咽干、咽痒或咽部不适，咳而无痰，口不渴，有用半夏厚朴汤的机会。半夏厚朴汤中，生姜、苏叶发汗解表，半夏、茯苓祛痰逐饮，厚朴、苏叶消胀行气。当外邪里饮的咳喘表邪轻而里饮重者，用苏子代替苏叶，温中化饮降气。无表证，里虚寒重，痰饮咳喘者，宜用苓甘五味姜辛汤，方中干姜、细辛温中祛寒逐饮，五味子益气止咳，并敛干姜、细辛的辛散，这三味药常在一起配伍治疗里有寒饮的咳逆。里虚津液虚、虚火挟痰而致的咳喘、咽干口燥、痰黏不易咯出者，宜麦门冬汤。因此，经方治咳喘，是依据整体的症状反应，先辨六经，继辨寒热虚实以及痰饮状况，再辨方证，求得方证对应治愈咳喘。

第四节　湿　疹

一、西医概述

湿疹是一种常见的具有明显渗出倾向的炎症性皮肤病。发病机制复杂，是多种内外激发因子引起的一种迟发型变态反应。临床特点为皮损形态多样，对称分布，剧烈瘙痒。急性湿疹皮损呈多形性，在红斑基础上出现丘疹、丘疱疹及水疱、糜烂渗液；亚急性湿疹皮损以小丘疹、鳞屑和结痂为主，仅有少数丘疱疹和糜烂；慢性湿疹皮损较局限、肥厚浸润。治疗应去除可能的诱因，根据皮疹的不同时期选用合适的剂型和药物，外用药物主要有糖皮质激素、钙调神经酶抑制剂等。皮疹泛发难以控制者或常规治疗不能控制者，可口服糖皮质激素、环孢素A等免疫抑制剂。

二、中医证治概述

湿疹属于中医"湿疮""浸淫疮""血风疮""粟疮""旋耳疮""瘑疮""肾囊风""绣球风""脐疮""四弯风""乳头风"等病证范畴。风、湿、热是本病的主要病因,常因禀赋不耐,饮食失节,或过食辛辣刺激、荤腥动风之物,脾胃受损,失其健运,湿热内生,又兼外受风邪,内外邪气相搏,风湿热邪浸淫肌肤所致。其发生与心、肺、肝、脾四经关系密切。皮疹辨证是本病辨证的重要线索,急性期红斑、丘疹、渗出,湿热俱重,多为肝胆湿热;亚急性期红斑、斑块伴少量渗液,多属脾虚湿蕴;慢性期皮疹肥厚、干燥脱屑,多为血虚风燥。分别以清热利湿、健脾除湿、养血润燥为治则。该辨证体系对部分患者有疗效,但对病程久者、复杂难治性湿疹、合病其他疾病者疗效欠佳。

三、经方论治

经方为湿疹尤其是难治性湿疹提供了更广阔的辨证施治思路。应用胡希恕先生的经方理论体系,辨证中除了考虑皮疹的变化,主要依据患者全身的症状反应,先辨六经,继辨方证,求得方证对应治愈疾病。如见皮疹焮红、肿胀、渗液,不可一概辨为肝胆湿热,应结合其他症状反应,伴口干、口苦、大便干结者为少阳阳明合病的大柴胡汤证;口干、口苦、脘腹胀满、肠鸣泄泻者为厥阴病的半夏泻心汤或乌梅丸证;口干欲饮、小便不利、汗出不多、苔腻者为太阳阳明太阴合病的五苓散证;口中和、舌胖、苔白腻者为阳明太阴合病的薏苡附子败酱散证;肢体肿胀、恶寒、苔白腻为少阴太阴合病的真武汤证。皮疹肥厚、干燥脱屑不只是血虚风燥证,还有津液不足导致的干燥,须健胃生津液,可用桂枝方、新加汤等;也可因里虚寒、寒饮内停,津液气血不能上承而肥厚、干燥脱屑,可用当归四逆汤、理中汤、真武汤、甘草干姜汤、温经汤等;或热盛伤津而干燥、脱屑,可用白虎人参汤、黄连阿胶汤、三物黄芩汤、防己地黄汤、麦门冬汤等。

四、医案举隅

医案1 某女,6岁,主因"双手足反复红疹水疱渗液瘙痒2年余"于2016年4月13就诊。

初诊: 刻下症:双手掌、指腹侧弥漫暗红斑,深在水疱,结痂渗液脱屑,伴皲裂。双腋下、双足淡红斑，丘疱疹。口中和，纳少，盗汗，手热，夜踹被。舌淡红，水滑苔，根微腻。

　　[辨六经] 阳明太阴合病。

　　[辨方证] 薏苡附子败酱加豆归翘汤证。

　　[处方] 薏苡仁20 g，淡附片3 g，败酱草10 g，当归6 g，赤小豆10 g，连翘10 g。7剂，水煎服，每日2次。

　　外用方：苦参30 g，百部10 g，蛇床子20 g，白矾10 g，五倍子10 g，花椒3 g。7剂，水煎外洗，每日2~3次。

　　二诊：2016年4月20。皮疹较前明显好转，手部水疱结痂基本消退，淡红斑。足部红斑减轻，盗汗已，仍纳少。上方去淡附片，7剂，水煎服。外洗方减白矾5 g，7剂，水煎外洗。

　　三诊：2016年5月6日。皮疹基本消退，偶有瘙痒，有数个新发丘疹。嘱避免搔抓烫洗，外用花椒油。

　　🔘 初诊，盗汗、手热为阳明证，口中和属太阴证，皮疹水疱渗出与结痂皲裂属内有湿热，辨六经为阳明太阴合病。水疱渗出与结痂皲裂属肌肤甲错，宜薏苡附子败酱散；皮疹水疱渗出，宜赤小豆当归散；加用连翘清热除湿、除恶疮。故辨方证为薏苡附子败酱散合赤小豆当归散加连翘证。外洗方中苦参、白矾具有祛湿之效，百部、蛇床子、五倍子、花椒杀虫止痒化湿。二诊时，盗汗已提示阳明热减，皮疹明显减轻提示湿热退，故去淡附片。外洗方减白矾量，以免苦寒伤阴。中药内服配合外洗，2年顽疾豁然而愈。

　　《金匮要略·疮痈肠痈浸淫病脉证并治》第3条："肠痈之为病，其身甲错，腹皮急，按之濡，如肿状，身无热，脉数，此为肠内有痈脓，薏苡附子败酱散主之。"临床应用该方当以阳明里热为主，方中小剂量附子有振奋沉阳之效，故当有太阴之证。该方证多见于长期不愈的慢性盲肠炎或久治不愈的皮肤化脓等，与阳明里热证明显的大黄牡丹皮汤证有明显区别。合用赤小豆当归散利湿排脓，应注意当归量不宜大，以免助湿。

　　医案2　某男，6岁，主因"唇周反复红斑皲裂脱屑4年，加重1月"于2016年3月26日就诊。

　　初诊：刻下症：唇红及周围红斑，皲裂，结痂脱屑，少量渗出。纳差，口中和，盗汗，汗出多，晨起鼻塞，咳嗽有痰，平素喜舔上唇，过敏及上感后易打嚏，大便每日1行，先干后稀。舌红、苔白微腻，脉数。

［辨六经］太阳阳明合病兼湿。

［辨方证］大青龙减麻黄加苡败豆汤证。

［处方］麻黄12 g，桂枝10 g，杏仁10 g，炙甘草6 g，薏苡仁30 g，败酱草10 g，生石膏40 g，生姜15 g，大枣10 g，赤小豆15 g。7剂，水煎服。

外用甘草油、二甲硅油乳膏。

二诊：2016年4月4日。皮疹基本消退，仅右侧口角淡红斑，诸症减，上方继续服用7剂。

🈯 初诊鼻塞为太阳病，唇舌红、盗汗、汗出多、大便先干后稀、脉数属阳明热，辨六经为太阳阳明合病，方宜大青龙汤。皮疹红斑，脱屑伴少量渗出，苔微腻，脉数，属内有湿热，合薏苡败酱散，加赤小豆利湿排脓。故辨方证为大青龙汤减麻黄合薏苡败酱散加赤小豆汤证。方证对应，一诊基本痊愈。

大青龙汤为麻黄汤与越婢汤的合方，为发汗利水峻剂，方证要点为发热、恶寒、身疼痛、脉浮之表实证同时有一身悉肿之风水证。《伤寒论》38条："太阳中风，脉浮紧，发热恶寒身疼痛，不汗出而烦躁者，大青龙汤主之……"第39条："伤寒，脉浮缓，身不疼，但重，乍有轻时，无少阴证者，大青龙汤发之。"《金匮要略·痰饮咳嗽病脉证并治》第23条："病溢饮者，当发其汗，大青龙汤主之；小青龙汤亦主之。"湿疹以渗出、肿胀为主要表现，辨六经为太阳阳明合病，有应用本方的机会。本方中麻黄和桂枝的比率为3∶2，对太阳表实不重的患者，据症减麻黄用量。本案患者有汗出，即减麻黄量为12 g，7剂后基本痊愈。

医案3 某女，17岁，主因"肘膝关节红疹、瘙痒反复10余年，泛发面部、颈部渗液2年余"于2021年6月15日就诊。

初诊：患者湿疹反复10余年，经清热除湿汤等治疗，未减轻。既往有过敏性鼻炎、哮喘史。刻下症：面部、颈部弥漫水肿性暗红斑，渗液结痂，唇红皲裂结痂，肘膝关节曲侧、上肢散在红斑、丘疹。口干，身热，大便偏干。舌淡红、苔薄干。

［辨六经］阳明病兼湿。

［辨方证］三物黄芩合清热除湿加苓泽鲜皮青蒿汤证。

［处方］生地黄60 g，黄芩10 g，苦参6 g，白鲜皮6，车前子15 g，生石膏40 g，滑石10 g，甘草6 g，大青叶10 g，白茅根30 g，茯苓15 g，泽泻10 g，青蒿10 g，蒲公英10 g。7剂，水煎服。

二诊：2021年6月22日。渗液好转，身热减，面颈部弥漫暗红斑未减轻，干燥脱屑，疼痛，唇红皲裂结痂，肘膝关节曲侧上肢红斑、丘疹。咽干欲温饮，大便干，舌淡红、薄白苔。

［辨六经］太阳阳明合病。

［辨方证］防己地黄加麦沙芩苓泽汤证。

［处方］生地黄90 g，桂枝6 g，防风6 g，甘草6 g，防己6 g，麦冬30 g，茯苓15 g，泽泻15 g，酒黄芩6 g，北沙参15 g。7剂，水煎服。

局部外用双黄洗剂（黄连、黄柏、金银花）湿敷，干燥处擦甘草油。

三诊：2021年6月29日。面部红斑及疼痛明显减轻，干燥少量脱屑，唇红皲裂减轻，颈部仍瘙痒，暗红斑上结痂。咽干已，口干，身热，大便干减轻。舌淡红、边胖、苔白。上方加薏苡仁15 g，7剂，水煎服。

四诊：2021年7月6日。颈部皲裂渗液已，红斑、瘙痒明显减轻，面部红斑基本消退，少许细薄鳞屑。舌尖红、苔薄黄。湿邪已消，津伤得缓，上方去薏苡仁，改生地60 g，麦冬15 g。10剂，善后。

🈲 本案初诊红斑、口干、身热为阳明证，干燥脱屑为热盛伤阴，合身热心烦三物黄芩汤证。红斑、渗液结痂、口干为内有湿热，属湿热内盛、热重于湿者，宜清热除湿汤。渗出明显，加茯苓、泽泻、白鲜皮渗湿利小便，青蒿清肌热，故辨方证为三物黄芩汤合清热除湿汤加茯苓、泽泻、白鲜皮、青蒿证。二诊，身热、疼痛，为太阳；红斑干燥、大便干、咽干欲温饮为阳明，辨六经为太阳阳明合病，以热盛伤阴为主，兼有湿邪，辨方证为防己地黄汤加麦冬、沙参、黄芩、茯苓、泽泻证。三诊时症状减轻，六经方证同前，颈部仍有渗液，故加薏苡仁祛湿通痹。四诊皮疹红斑、渗出及干燥皲裂疼痛基本消退，热邪得减，津液得承，去薏苡仁，减生地、麦冬、防己善后。

三物黄芩汤的辨证要点为里热血热兼心烦、手足热证。《金匮要略·妇人产后病脉证治》附方（一）："千金三物黄芩汤，治妇人草褥，自发露得风，四肢苦烦热，头痛者，与小柴胡汤；头不痛但烦者，此汤主之。"方中生地、黄芩、苦参三药均有解热除烦之效，但干地黄用量最大为四两，取其除血痹之效，本方清热除烦且兼有养津液之效，属阳明证类方，用于热盛伤阴以烦热为主症的神志类疾病、皮肤病等。

清热除湿汤为赵炳南教授验方，治疗湿热证湿疹热重于湿者，方用生石膏、大青叶、黄芩、白茅根清阳明肌热除烦，生地除血痹，车前草、滑石、甘草渗湿利小便，使湿邪从小便而解，龙胆草除湿热。龙胆草苦寒，可用蒲公英代替。

防己地黄汤方见于《金匮要略·中风历节病脉证并治》附方，防己地黄汤：治病如狂状，妄行，独语不休，无寒热，其脉浮。本方重用生地黄解烦除瘀以治癫痫、惊狂之疾，其核心病机为血虚里热盛兼有表不解，其皮疹表现为红斑、渗出和干燥脱屑并存的皮炎湿疹，辨证属热盛伤阴兼有表未解者有应用的机会。方中用生地黄汁两斤，是《伤寒论》用生地剂量最大的方剂，故首诊用生地90 g，获效后减量善后。

医案4 某男，76岁，主因"头颈躯干反复红斑渗液数月"于2016年7月18日就诊。

初诊： 患者头颈躯干反复红斑渗液，多次复方甘草酸苷注射治疗无效。刻下症：头颈项、上胸背大片暗红斑，渗出、糜烂，结痂，散在红色丘疹、斑片。头部似火烧，口干，口苦，偶心慌，汗出，大便2~3天1行，小便黄，夜尿2次。舌红苔黄，脉弦滑。

[辨六经] 少阳阳明合病兼湿。

[辨方证] 大柴胡合清热除湿加丹豆衣泽汤证。

[处方] 柴胡12 g，黄芩10 g，枳实10 g，姜半夏15 g，大枣10 g，大黄6 g，生石膏40 g，生地30 g，白茅根30 g，大青叶10 g，车前草15 g，茯苓15 g，绿豆衣15 g，牡丹皮10 g。5剂，水煎服。

外用：湿疹散（苦参、黄连、黄柏）、甘草油、苦白洗剂（苦参、白矾、百部）塌渍。

二诊： 2016年7月25日。头部火烧感明显减轻，头部肿胀及渗出较减少，口干稍减，口苦已，大便每日1行，夜尿2次。舌暗红、苔薄白，脉弦有力。

上方继服用7剂。

外用方：马齿苋30 g，黄柏20 g，黄芩10 g，苦参30 g。7剂，水煎塌渍。

三诊： 2016年8月1日。皮疹明显减轻，肿胀渗出消。口干减，稍口苦，夜尿1次，大便每日1行，不稀。舌暗红、苔白，脉有力。初诊方去绿豆衣、大黄，7剂，善后。

🈺 本案初诊，口干、口苦为少阳证，大便干、舌红苔黄为阳明热结成实，暗红斑、头部似火烧辨为阳明肌热，辨六经为少阳阳明合病，宜大柴胡汤。渗出、糜烂、结痂属湿热内盛，符合清热除湿汤证。皮疹灼热，加牡丹皮、绿豆衣清肌热，加泽泻渗湿利小便。故辨方证为大柴胡汤合清热除湿汤加牡丹皮、绿豆衣、泽泻证。二诊，头部火烧感减，渗液减少，提示阳明肌热及湿热之邪均缓，辨六经、方证同前。三诊，大便畅，口苦减，少阳热解，阳明实热消，故去大黄、绿豆衣善后。外用方中苦参、枯矾、马齿苋等均具有清热燥湿之功，促进皮疹恢复。

大柴胡汤方证要点为胸胁苦满、口苦咽干、心下急、里实，属少阳阳明合病类方。见于《伤寒论》第103条："太阳病，过经十余日，反二三日下之，后四五日，柴胡证仍在者，先与小柴胡；呕不止，心下急，郁郁微烦者，为未解也，与大柴胡汤，下之则愈。"第165条："伤寒发热、汗出不解，心下痞硬、呕吐而下利者，大柴胡汤主之。"第136条："伤寒十余日，热解在里，复往来寒热者，与大柴胡汤。"《金匮要略·腹满寒疝宿食病脉证治》第12条："按之心下满痛者，此为实也，当下之，宜大柴胡汤。"本方的核心是大黄，小剂量可清热祛瘀利小便，使邪从二便去。

五、体会

以上验案可知，经方辨证根据患者的症状反应，先辨六经，再辨方证，方证对应而治愈疾病。常用于肠痈、咳喘和神志病的方药亦可治疗湿疹，说明方不是为某一病而设的，而是针对某一类证，即方证对应，有是证，用是方。

时方辨治湿疹注重皮疹表现并结合脏腑辨证遣方用药，皮疹辨证直观、客观，可以为临床辨证提供较好的线索，如急性期湿疹多从肝胆湿热论治、亚急性湿疹多从脾虚湿蕴论治，慢性湿疹多从血虚风燥论治，在皮疹辨证与全身辨证基本一致时，对部分患者有较好疗效。若全身症状辨证与皮疹辨证不一致，或存在冲突时，或全身症状某一类证候表现突出时，经方辨证抓核心病机，单刀直入，力宏而专，常能取得更好的疗效，有更广阔的应用空间。如医案2，大青龙汤合薏苡附子败酱散治疗病程4年的口周湿疹，经方辨证先辨六经，即抓住其核心病机为太阳阳明合病，再辨相对应的方证，环环相扣，辨证精准而治愈疾病。这种辨证治疗思想在时方辨证中是缺失的。

皮疹是湿疹辨证的重要线索，在经方和时方的辨证体系中均占据重要位置。不论何期皮疹，湿邪始终存在，或与热结，或与燥结，或与寒结，当依据全身症状表现辨湿热、湿燥、寒湿或湿与瘀结等。治疗皮肤病的时方有不少效果突出的方药，这些方药同样可以纳入到经方的辨证体系中应用。如治疗湿热证的清热除湿汤等，在六经八纲的辨证思想指导下，据证与经方合用，重点解决某一类证候群，可提高疗效。如医案3和医案4均在六经八纲辨证的指导下，针对皮疹红斑肿胀、渗出把清热除湿汤分别与三物黄芩汤、大柴胡汤合用，获得良效。

第五节　痤　疮

一、西医概述

痤疮是一种毛囊皮脂腺的慢性炎症性疾病，以青春期男女多见，好发于面颊、额部、胸部、背部及肩部。临床表现为粉刺、丘疹、脓疱、结节及瘢痕等，常伴有皮脂溢出和毛孔粗大。治疗原则以去脂、溶解角质、抗菌、消炎及调节激素水平为主。治疗方法包括一般治疗、外用药物、系统药物治疗以及化学疗法、光动力疗法、激光与强脉冲光等。

二、中医证治概述

痤疮中医称之为"粉刺""风刺"或"肺风粉刺"。一般认为痤疮是由于素体阳热偏盛，加上青春期生机旺盛，营血日渐偏热，血热外壅，气血郁滞，蕴阻肌肤而成；或因过食辛辣肥甘之品，肺胃积热，循经上薰，血随热行，上壅于胸面而发病。而青春期后痤疮，中医认为除了嗜食辛辣肥甘，多为思虑伤脾，致胃肠积热，上蒸头面；或由于工作紧张，冲任失调，肝气郁结，日久化热；或肾阴亏虚，病久则气血瘀滞，气机壅滞，外发肌肤。近代许多医家在总结前人经验的基础上，提出了许多新的观点，如肾阴不足、湿热、血瘀、痰结、肝郁等。

三、经方论治

我们曾学习前人经验，运用脏腑经络理论和理法方药思维体系，辨证论治，临床有一定收效，但常感疗效不理想。应用胡希恕先生的经方理论体系，辨证中除了考虑皮损的变化外，主要依据患者全身的症状反应，先辨六经，继辨方证，求得方证对应治愈疾病。

值得注意的是，经方认为，痤疮病灶在面部、胸背皮肤，但病不一定在表，而是根据患者的全身症状分析，用《伤寒论》的六经提纲分辨，其有属于表证者，治用汗法；其有属于里阳证者，治用清里热；属于里阴证者，治用温补法；其有属于半表半里阳证者，治用和解清热法，属于半表半里阴证者，治用强壮和解半表半里，清上热，温下寒。我们临床体会，经方的半表半里理论，在指导治疗痤疮上明显优于脏腑理论。如见皮疹焮红、肿胀、渗液，脏腑辨证为肝胆湿热或肺热，而经方结合其他症状反应，伴口干、口苦、大便干结者为少阳阳明合病，治用大柴胡汤证；见口干、口苦、脘腹胀满、肠鸣泄泻者为厥阴病，治用半夏泻心汤或乌梅丸等；临床实践证明，经方药简而效彰，突显其优势。

四、医案举隅

医案1 某女，28岁，主因"面部痤疮2个月"于2013年11月28日就诊。

初诊： 患者面部痤疮2个月，以前额及口周为显著，伴见脱发，尿频，口干多饮，月经量少，多血块，苔白，脉细。曾经治疗不效。

［辨六经］阳明太阴合病。

［辨方证］薏苡败酱散加豆归桔甘术地汤证。

［处方］生薏苡仁30 g，败酱草30 g，赤小豆15 g，当归10 g，桔梗10 g，甘草6 g，苍术10 g，生地炭15 g。7剂，水煎服，每日1剂，分2次服。

二诊： 2013年12月5日。面部痤疮稍减，他症如前，仍口干能饮，白天尿频，无夜尿，大便可，下肢无力，苔白，脉沉细弦。上方加茜草10 g，继服7剂。

三诊： 2013年12月12日，面部痤疮显减，以颏下明显，口干好转，大便溏，每日3行，苔白，脉沉细。上方减败酱草15 g。

四诊： 2014年1月9日，痤疮基本消失，脱发减少。患者感叹："前医开方药味多量大，味苦难于下咽，服后不但无效，而且胃不适，引起食欲下降，这次服药少，服后胃口好，疗效亦明显"。

🈯 由本案可知，经方治疗面部痤疮的特点是药少而效彰。以经方理论分析，本案面部痤疮，病灶在皮肤，而病位在里，治用薏苡附子败酱散合赤小豆当归散。薏苡附子败酱散是治疗皮肤病、疮疡常用之剂，记载于《金匮要略·疮痈肠痈浸淫病脉证并治》第3条："肠痈之为病，其身甲错，腹皮急，按之濡如肿状，腹无积聚，身无热，脉数，此为肠内有痈脓，薏苡附子败酱散主之"。方中主以薏苡仁、败酱草清热排脓消肿，治属阳明，稍加附子以振郁滞之气，而利痈脓之排出，因治瘀血痈脓之变。这里去附子，加当归、赤小豆温中养血利湿排脓，有与附子强壮人体功能类似作用，且更利于痤疮的好转。

医案2 某女，27岁，主因"面部痤疮2个月"于2013年11月4日就诊。

初诊： 患者面部痤疮2个月，左面颊明显，纳食不规律，大便溏，每日1~2行，口干苦，手心热，足凉，既往有月经量少，或前或后，乳腺增生，苔白，脉细。

［辨六经］厥阴病。

[辨方证] 半夏泻心加豆归汤证。

[处方] 炙甘草6g，黄芩10g，黄连5g，党参10g，干姜10g，清半夏15g，赤小豆15g，当归10g，大枣4枚。7剂，水煎服。

二诊：2013年11月14日。面部痤疮减轻，手心热好转，大便溏已，每日1~2行，晨起口苦，食后胃脘痛，嗳气不多，眠差，夜间多醒，苔白，脉细。上方减黄连3g，加茯苓15g。7剂。

三诊：2013年11月25日。胃脘痛不明显，大便每日1行，痤疮有新起。苔白，脉细。上方加生薏苡仁18g。7剂。

四诊：2013年12月9日。近3天腰痛甚，无汗出，胃脘痛未作，手心热减，面部有新起痤疮，口干不苦，大便每日1~2行，眠多梦，思睡。苔白，脉细。处以初诊方加桂枝10g，生薏苡仁18g，败酱草15g。7剂。

五诊：2013年12月23日。面部痤疮减轻，但腰痛不减，大便每日2行，口干，苔白腻，脉细。

[辨六经] 太阳阳明太阴合病。

[辨方证] 桂枝加荆防术苓薏败豆归汤证。

[处方] 桂枝10g，白芍10g，炙甘草6g，苍术15g，茯苓15g，生薏苡仁18g，荆芥10g，防风10g，败酱草15g，赤小豆15g，当归10g，生姜15g，大枣4枚。7剂，水煎服。

六诊：2013年12月30日。腰痛已，面部痤疮明显减轻，大便每日2行，口干，心慌，乳胀微痛，苔白腻，脉细。上方去苍术，加生山药10g。

七诊：2014年1月20日。腰痛未作，月经量增，乳房胀已，痤疮消，但饮酒后反复。嘱其巩固治疗，注意饮食规律。

按 此女性患者，根据症状反应，初诊辨六经为厥阴，辨方证是半夏泻心汤合赤豆当归汤证。二诊时，根据症状反应变化不大，全身症状减轻，但是六经证还是属于厥阴证，辨方证还是属于半夏泻心汤合赤豆当归汤方证。根据具体的病情，把黄连减为3g，因睡眠不好加茯苓15g。三诊时病情有些变化，以湿热明显，因而加生薏苡仁18g。四诊时因近日出现腰痛，即出现表证，故加桂枝10g，生薏苡仁还是用18g，又加败酱草15g。五诊时根据临床表现，重新辨证，上诊腰痛不见减轻，认为这个辨证不太确切，没有突出解表。表证明显了，重新辨证是太阳阳明太阴合病。辨方证为桂枝汤加荆防茯苓苍术薏苡仁败酱草合赤豆当归汤方证。六诊时因注重解表，治疗方证对应，不但腰痛好了，而且面部的痤疮也减轻。六经证未变，只是具体的病情有点变化，故去苍术，大便不见好转，认为是里虚寒比较明显，故加山药10 g。

通过这一例，可以认识到痤疮的病灶在皮肤表面，而症状反应的病位不是在表，而是在半表半里。初诊的时候，为上热下寒的阴虚寒证，经方认为上热下寒的阴虚寒证就是厥阴病，治疗用清上热、温下寒的方法。因为又见便溏，辨方证为半夏泻心汤合赤豆当归汤证，做到方证对应而收效。

半夏泻心汤是记载在《伤寒论》的第149条："伤寒五六日，呕而发热者，柴胡汤证具，而以他药下之，柴胡证仍在者，复与柴胡汤，此虽已下之，不为逆，必蒸蒸而振，却发热汗出而解；若心下满而硬痛者，此为结胸也，大陷胸汤主之；但满而不痛者，此为痞，柴胡不中与之，宜半夏泻心汤"；《金匮要略·呕吐哕下利病脉证治》也记载了半夏泻心汤的适应证。半夏泻心汤的适应证是什么呢？原是小柴胡汤证，因错误的治疗，用下法治疗而出现了心下满而硬痛，导致下寒重、寒饮重，寒饮郁而化热，遂上泛出现了呕，热激动里饮于肠胃则肠鸣，这样成为半夏泻心汤证。

赤小豆当归散见《金匮要略·百合狐惑阴阳毒病证治》第13条和《金匮要略·惊悸吐衄下血胸满瘀血病脉证治》第16条，仅有这两条记载，治疗"目赤如鸠眼"和"下血，先血后便"。此方温中养血、利湿活血排脓，本例正是上热下寒湿滞血瘀，恰是半夏泻心汤合赤小豆当归散的适应证，所以治疗有效。

本案在四诊、五诊症状反应在表，这里回顾、检讨一下治疗经验，有些辨证辨得不太准确，在四诊、五诊时就发现这些问题，对表证没重视，所以只加了桂枝，疗效不明显。五诊时改用桂枝加荆防汤，明显好转，说明病在六经，证一变，必须重新辨六经、辨方证，才能做到方证对应，治愈疾病。

医案3 某女，23岁，主因"面部痤疮2年"于2013年11月21日就诊。

初诊：面部痤疮2年，今年加重，月经前加重。额、面颊、下巴、脖子多发痤疮，月经周期正常，痛经，量少，纳可，睡眠易惊醒，重则伴冷汗，腰酸腹痛，口干不苦，四逆，大便如常，苔白，脉细。

［辨六经］厥阴太阴合病。

［辨方证］柴胡桂枝干姜合当归芍药散加赤豆汤证。

［处方］柴胡12 g，黄芩10 g，天花粉12 g，生龙牡各15 g，桂枝10 g，干姜10 g，当归10 g，白芍10 g，川芎6 g，苍术10 g，泽泻12 g，茯苓12 g，炙甘草6 g，赤小豆15 g。7剂，水煎服。

二诊：2014年1月9日。初诊后因故未及时服药，近两周连续服药，痤疮明显减轻，四逆明显减轻，仍痛经，量少，口干，苔白，脉细。上方增干姜15g，7剂。

三诊： 2014年1月23日。面痤又减，上方继续治疗。

按 本案与前案都有上热下寒，但本案合并里寒又见血虚水盛明显，六经证为厥阴太阴合病，而辨方证为柴胡桂枝干姜汤合当归芍药加赤豆汤证。

医案4 某女，28岁，主因"面部痤疮1年"于2013年3月15日就诊。

初诊： 患者面部痤疮1年，伴眠差多梦，常左少腹痛（西医查为左附件炎），腰酸，月经如常，但白带多，清稀，每天皆有白带，早晨时咯血，咽干苦，食欲差，四逆，大便2~3日1行，苔白，脉细。

[辨六经] 厥阴太阴合病。

[辨方证] 柴胡桂枝干姜合当归芍药散证。

[处方] 柴胡12g，黄芩10g，天花粉12g，生龙牡各15g，桂枝10g，干姜10g，当归10g，白芍10g，川芎6g，生白术18g，泽泻18g，茯苓12g，炙甘草6g。7剂，水煎服。

二诊： 2013年3月22日。早晨咯血已，喉中痰多，少腹痛已，痤疮未见明显变化，大便每日1行，足汗出多，冷明显，白带多，服药后腹满，尿频，苔白，脉细弦。上方去茯苓，加生薏苡仁30g，赤小豆15g，当归10g。7剂。

三诊： 2013年3月29日。痤疮如前，早起咯血，鼻塞干痒，喉中有痰，左少腹痛，白带不清稀，大便每日1行，纳差，欲食，苔白，脉细。

[辨六经] 厥阴病。

[辨方证] 甘草泻心加豆归薏败荆薢汤证。

[处方] 炙甘草12g，黄芩10g，黄连6g，党参10g，清半夏15g，干姜10g，赤小豆15g，当归10g，生薏苡仁18g，败酱草6g，荆芥炭6g，川萆薢10g，大枣4枚。7剂，水煎服。

四诊： 2013年6月20日。痤疮时轻时重，月经如常，白带多清稀，腹痛但无痛经，大便每日1行，四逆不明显，咽干躁烦。治疗仍予初诊方，7剂。

五诊： 2013年12月5日。痤疮减，因高热2天来诊，今日不发热，但仍咽干痛，口苦，恶心，纳差，牙痛，全身痛，胸前拘急发紧，大便可，右肩下麻紧，汗出，恶风，足凉。苔白，脉细弦。

[辨六经] 太阳少阳阳明合病。

[辨方证] 柴胡桂枝汤加桔梗石膏汤证。

[处方] 柴胡12g，黄芩10g，清半夏15g，党参10g，炙甘草6g，桂枝

10 g，白芍10 g，生石膏45 g，桔梗10 g，生姜15 g，大枣4枚。7剂，水煎服。

六诊：2014年3月6日。面痤已不明显，干咳1周，予半夏厚朴汤治之。

🐝 本案初诊，除见口苦、痤疮、四逆等上热下寒证外，还见大便2~3日1行，此即《伤寒论》第148条所称的"阳微结"，故用柴胡桂枝干姜汤。生白术18 g，之所以用的量大，就是针对"阳微结"，经方的方证对应，不只是药味的对应，还必须做到药量的对应，这样临床才能取得好疗效。三诊时据"咯血"等症状反应，辨六经未变，但辨方证为甘草泻心汤加赤小豆当归薏仁败酱草荆芥炭草蘚汤证，当咯血等症状好转后，又改用初诊方。五诊时，因病情变化大，辨六经为太阳少阳阳明合病，辨方证为柴胡桂枝汤加桔梗生石膏汤证。六诊时，面痤基本治愈。

本例治验，说明经方治面部痤疮，不是专病专方，一人一方，而是据症状反应辨证，每个患者在不同的时期出现不同症状，治疗要随证治之。以上4例都是女性，都有月经不调，说明面部的痤疮与内分泌失调密切相关。因调节内分泌系统需要一定的时间，故面痤的治疗时间较长。

医案5 某男，51岁，"痤疮4年"于2013年11月30日就诊。

初诊：患者患痤疮4年，近又见口糜、眼干，大脚趾、拇指木，大便每日2行。苔白，脉细。

［辨六经］厥阴太阴合病。

［辨方证］甘草泻心加赤豆当归汤证。

［处方］炙甘草12 g，黄芩10 g，黄连5 g，清半夏15 g，干姜10 g，党参10 g，赤小豆15 g，当归10 g，大枣4枚。7剂，水煎服。

二诊：2013年12月7日。口糜已，眼干、痤疮减，大脚趾、拇指麻木，大便每日2行，苔白，脉细。上方加生薏苡仁18 g，7剂。

三诊：2013年12月21日。口糜又作，面部痤疮多起，咽痛，鼻干，大便每日2行，大脚趾木，眼干，口唇起皮，四逆，舌淡红、有齿痕、苔薄白，脉细弦。上加桔梗10 g，生石膏45 g，7剂。

四诊：2014年1月4日。咽痛已，口糜已，痤疮减但有新起，腹不胀，口干口苦，眼干轻，大便每日2行。上方继续治疗。

🐝 痤疮多发于女性，亦见于男性，多迁延难愈，短期不易治愈，须长期服药，并据症状反应调整处方，做到方证对应，才能使痤疮消除。本案初诊证属厥阴太阴合病，由于痤疮病程长，症状反应多变，因此所用方剂亦随之变化，不是一方到底。

医案6 某男，28岁，主因"鼻周痤疮3个月"于2014年5月12日就诊。

初诊：患者近3月来鼻息热，鼻周起痤疮，微痒，咽痛，鼻塞喷嚏，颈几几，多治不效，口唇干，头痛，汗出，便可，苔白，脉细。

[辨六经] 太阳阳明太阴合病。

[辨方证] 大青龙减麻黄加薏败桔术汤证。

[处方] 麻黄10g，桂枝10g，杏仁10g，炙甘草6g，桔梗10g，苍术15g，生薏苡仁18g，败酱草15g，生石膏45g，生姜15g，大枣4枚。7剂，水煎服。

二诊：2014年5月19日。鼻周痤疮已，头痛已，鼻息热已，但夜觉鼻中干痛，咽痛，时有腰痛。继用小柴胡加桔梗石膏治之。

🈯 多数痤疮病程长、治疗时间长，而本案发病时间短，有表证，故以大青龙加减很快治愈。其愈病机制见《伤寒论》第23条："太阳病，得之八九日，如疟状，发热恶寒，热多寒少，其人不呕，清便欲自可，一日二三度发。脉微缓者，为欲愈也；脉微而恶寒者，此阴阳俱虚，不可更发汗，更下，更吐也；面色反有热色者，未欲解也，以其不能得小汗出，身必痒，宜桂枝麻黄各半汤"。是说痒为湿在表，用小发汗的方法治之，本案表湿里热并存，故清里热的同时小发汗，大青龙减麻黄量，表解痤疮亦愈。

医案7 某男，30岁，主因"头面痤疮2个月"于2013年9月28日就诊。

初诊：患者近2个月头面起痤疮，耳鸣，听力下降，口干不明显，大便不成形，腹胀。苔白根腻，脉细。

[辨六经] 厥阴病。

[辨方证] 甘草泻心汤合赤小豆当归汤证。

[处方] 炙甘草12g，黄芩10g，黄连5g，清半夏15g，干姜10g，党参10g，赤小豆15g，当归10g，大枣4枚。7剂，水煎服。

二诊：2013年11月1日。头面痤疮减，其他症状皆减，闻声则心中不适，面热，苔白脉细。上方加桂枝10g，苍术10g，茯苓15g，7剂。

三诊：2013年11月16日。症状如前，面部痤疮多，大便每日2行，腹胀且凉，苔白，脉细滑。一诊方加生石膏45g，7剂。

四诊：2013年11月30日。大便好转，仍每日2行，痤疮减，但头皮痤疮仍多，耳鸣，腹胀凉。苔白，脉细。二诊方改干姜5g，炮姜5g，7剂。

五诊：2013年12月14日。头面痤疮减，耳鸣无明显变化，口不干，腹胀凉减，大便不畅，晨起或利，苔白，脉细弦。上方去生石膏，加生薏苡仁30 g，7剂。

六诊：2013年12月28日。头晕，手凉，脚热，耳堵，面部痤疮有新起，腹胀稍减，大便每日1行。苔白，脉细。

［辨六经］太阳少阳阳明太阴合病。

［辨方证］柴胡龙牡去铅黄加桔石豆归汤证。

［处方］柴胡12 g，黄芩10 g，清半夏15 g，党参10 g，桂枝15 g，茯苓15 g，生龙牡各15 g，炙甘草6 g，桔梗10 g，生石膏45 g，赤小豆15 g，当归10 g，生姜15 g，大枣4枚。7剂，水煎服。

七诊：2014年1月18日。头晕不明显，仍热，耳堵减，面部痤疮减，未已，继续治疗。

按 本案初诊属厥阴病，治疗后有一定效果，六诊时因头晕、手凉、脚热，痤疮有新起，表和半表半里证明显，据《伤寒论》第107条："伤寒八九日，下之，胸满、烦惊、小便不利、谵语、一身尽重、不可转侧者，柴胡加龙骨牡蛎汤主之"。是说症见胸满，则知柴胡证还未罢。湿热上结，故烦惊而小便不利。胃不和，邪热扰神明故谵语。水气外溢，故一身尽重而不可转侧，治疗应用小柴胡汤和解半表半里，同时利湿清热、安神镇惊，故用柴胡加龙骨牡蛎汤主之，因湿滞血瘀，故加赤小豆、当归、生石膏。

医案8 某女，42岁，主因"面部痤疮3年"于2014年2月24日就诊。

初诊：患者面部痤疮3年，去年经治疗明显减轻，近1个月少有新起，有痛感，痒不明显，咽痛，月经先期5天，量少，大便不畅，苔白润，脉细。

［辨六经］少阳阳明合病。

［辨方证］小柴胡加桔石豆归汤证。

［处方］柴胡12 g，黄芩10 g，清半夏15 g，党参10 g，炙甘草6 g，桔梗10 g，生石膏45 g，赤小豆15 g，当归10 g，生姜15 g，大枣4枚。7剂，水煎服。

二诊：2014年3月22日。上药服2周，咽痛不明显，咽干，面部痤疮减，大便偏干，苔白，脉细弦。上方加生薏苡仁18 g，败酱草15 g，7剂。

按 本案实是复诊患者，此是截取两诊记录，说明治疗痤疮依据症状反应，亦常见少阳阳明合病，治用小柴胡加桔梗石膏，疗效显著，亦说明痤疮常反复发作，治疗需一定时日。

医案9 某女，34岁，主因"面部痤疮1年"于2014年3月27日就诊。

初诊：患者面部痤疮1年，月经先期2~7天，经期8~10天，口干轻，纳可，易汗出，大便偏溏，耳鸣。舌淡有齿痕，苔白稍腻，脉细弦。

［辨六经］少阳太阴合病。

［辨方证］四逆散合当归芍药散加桂汤证。

［处方］柴胡12 g，枳实10 g，白芍10 g，炙甘草6 g，当归10 g，川芎6 g，茯苓12 g，苍术10 g，泽泻10 g，桂枝10 g。7剂，水煎服。

二诊：2014年4月3日。痤疮减，左耳鸣，大便好转顺畅，口干减，手足心热，汗出身热，苔白脉细。上方加生薏苡仁30 g，败酱草15 g，赤小豆15 g，7剂。

三诊：2014年4月10日。耳鸣减，汗出少，颏痤疮有新起，大便偏稀，口干已，身热、手足热，腹胀，耳鸣白天已，夜间仍响，舌淡齿痕，苔白脉细。上方去桂枝，加桔梗10 g，7剂。

四诊：2014年4月17日。痤疮减，身热已，月经经期长，量少，不痛经，口中和，大便如常，仍耳鸣，手足心热已，舌淡红、苔白腻，脉细。上方加泽兰10 g，7剂。

五诊：2014年4月24日。痤疮减，月经至，量少，时期准，口中和，耳鸣未已，苔白脉细。仍予四逆合当归芍药散加薏苡仁败酱泽兰治之。

🐝 本案以四逆散合当归芍药散治之有效，虽未观察到底，但看到了阶段性疗效。四逆散记载于《伤寒论》第318条："少阴病，四逆，其人或咳，或悸，或小便不利，或腹中痛，或泄利下重者，四逆散主之。"是说热壅气郁，血行受阻而致四逆呈少阳证。当归芍药散记载于《金匮要略·妇人杂病脉证并治》第17条："妇人腹中诸疾痛，当归芍药散主之。"是说妇人腹中诸疾痛，多属虚寒痰饮瘀血所致，实际不论妇人男人里虚寒饮，太阴血虚水盛者皆可用之。此面部痤疮不但有少阳证，又有太阴证，其适应证为四逆散合当归芍药散加桂证，故治之而收效。

医案10 某女，22岁，主因"面部痤疮2年"于2013年11月19日就诊。

初诊：患者2011年满脸起痤疮，多服寒凉药，于2012年出现鼻衄血，便血，诊断为溃疡性结肠炎，服奥沙拉嗪胶囊鼻血止而便血不止，且出现腹胀，便脓血，在山东治疗1年未见效，而来京求治。刻下症：便脓血，脓多血少，每日2~3次，口干，不欲饮，口不苦，手脚凉而出汗，脉弦沉滑，舌淡。

［辨六经］厥阴病。

［辨方证］干姜黄连黄芩人参汤去芩加石脂吴萸扁豆汤证。

［处方］赤石脂10 g，炮姜6 g，干姜6 g，黄连5 g，吴茱萸10 g，党参10 g，

炒扁豆15 g。7剂，水煎服。

二诊：2013年12月1日。服上方后，大便成形，每日2~3次，腹胀减，大便血多脓少，四逆，手足心汗出，面部痤疮如前，舌淡苔白，脉细。

[辨六经]厥阴病。

[辨方证]乌梅丸去柏辛加芩苋豆汤证。

[处方]乌梅10 g，黄连6 g，黄芩6 g，当归10 g，党参10 g，川椒10 g，炮姜10 g，桂枝10 g，赤小豆15 g，马齿苋15 g，炮附子15 g。7剂，水煎服。

三诊：2014年1月9日。上药服3周，大便干，每日1行，但仍见脓血，血多脓少，继随症治之。2015年1月18日带来初诊至今服药记录，面部痤疮明显消退，大便每日1行，少带脓冻。

🈲《伤寒论》第359条："伤寒，本自寒下，医复吐下之，寒格，更逆吐下，若食入口即吐者，干姜黄芩黄连人参汤主之"。是说因误治造成上热下寒重证，形成寒格，因下寒甚，胃虚极，故饮食入口即吐。本患者不但上热重，而且下寒重，寒热错杂日久伤血故见便脓血。因下寒甚故加吴茱萸；因见便脓血，故加赤石脂。

五、体会

以上列举临床治疗痤疮的几个验案，说明痤疮治疗不是一方专治，也不是一方到底，而是依据症状反应，辨证施治。痤疮一病，病灶在皮肤体表，但经方以八纲辨证，认为痤疮有病属表证者，有属里证者，还有属半表半里者。近几年临床观察的印象是，其发病以半表半里证为常见，又以厥阴证居多，当然亦多见合病、并病。这只是笔者近期观察到的疾病规律，对临床治疗仅做参考。正确的治疗，要根据症状反应，先辨六经，继辨方证，做到方证对应治愈痤疮。

第六节　银屑病

一、西医概述

银屑病是一种以红斑、丘疹、鳞屑为主要表现的慢性复发性炎症性皮肤病。本病的病因尚未明确，临床特点是在浸润性红斑基础上覆以多层干燥银白色鳞屑，刮去鳞屑有发亮薄膜及点状出血点。治疗外用药物包括焦油制剂、糖皮质激素、维A酸类、维生素D$_3$类似物、水杨酸等。物理治疗包括窄谱中波紫外线、光化学疗法（PUVA）；口服或注射药物包括维A酸类、免疫抑制剂以及生物制剂等。

二、中医证治概述

银屑病属于中医"白疕""干癣""白壳疮"等范畴。基本病机为营血亏损，血热内蕴，化燥生风，肌肤失于濡养。初期多为风寒或风热之邪侵袭肌肤，以致营卫失和，气血不畅，阻于肌表；或兼湿热蕴积，外不能宣泄，内不能利导，阻于肌表而发。病久多为气血耗伤，血虚风燥，肌肤失养；或因营血不足，气血循行受阻，以致瘀阻肌表而成；或禀赋不足，肝肾亏虚，冲任失调，营血亏损，而致本病。血热、血瘀、血燥是本病的主要病因病机，皮疹辨证是本病辨治的重要线索，进展期皮疹色鲜红，大量白色鳞屑，属血热，治宜清热凉血、解毒化斑；稳定期皮疹为暗红色斑块，不易消退，属血瘀，治宜凉血化瘀；消退期为淡红色斑块，鳞屑细薄，属血燥，治宜养血润燥。该辨治体系对部分患者有效，但由于维A酸、糖皮质激素、免疫抑制剂、生物制剂等应用，患者的症状体征发生变化，呈现新的更复杂的证候，而这些证候特征在从血论治的体系中体现不多。

三、经方论治

银屑病是多系统性疾病，涉及代谢、神经、心脑血管、关节等多系统，经方根据症状反应辨证施治，是有优势的。经方辨证除了考虑皮疹状况外，主要依据患者的全身症状反应，先辨六经，继辨方证，注重解决患者整体的主要矛盾。临床有几个点值得关注，大部分患者都是冬重夏轻，皮疹处干燥恶寒，提示有表证存在，对反复从血论治无效的重症寻常型银屑病，治以解表化瘀，解表清热，据症采用麻黄剂合方治疗可取得意想不到疗效，如麻黄汤合四物汤、麻黄汤合犀角地黄汤、麻黄汤合桂枝茯苓丸等。部分患者体型肥胖、腹部膨隆，合并代谢综合征的可能性大，实证的大柴胡汤、寒热错杂证的半夏泻心汤或乌梅丸均有应用机会。

四、医案举隅

医案1 某男，70岁，主因"周身红斑、脱屑、瘙痒间断发作1年，加重1

周"于2015年3月16日就诊。

初诊：患者近1年间断发作周身红斑、脱屑伴瘙痒，曾于2015年2月26日至3月11日在北京某三甲中医医院皮肤科住院，诊断为白疕红皮病、前列腺增生、高脂血症，口服凉血解毒中药汤剂、多塞平、雷公藤多苷、非那雄胺、阿伐他丁钙以及外用药治疗，效不明显，寻求经方治疗。刻下症：头面、躯干、四肢弥漫性红色浸润性斑片，上覆盖少量银白色脱屑，以下半身为甚，全身皮肤增厚粗糙，瘙痒，口干轻、不苦，双小腿皮肤紧绷感，双踝肿，眠差，白天尿频尿急，夜尿3~5次，纳可，大便干，每日1行，午后身热，体温37.5℃左右，无恶寒，无汗，无盗汗。苔白，脉沉弦滑。

[辨六经] 太阳阳明太阴合病。

[辨方证] 五苓散合桂枝加荆防白薏败汤证。

[处方] 桂枝10 g，白芍10 g，炙甘草6 g，荆芥10 g，防风10 g，白蒺藜15 g，生薏仁30 g，败酱草15 g，泽泻18 g，茯苓12 g，苍术10 g，猪苓10 g，生姜三片，大枣4枚。7剂，水煎服。

二诊：2015年3月23日。腹部红斑明显消退，身痒显减，夜间背部微痒，午后身热已，但体温仍37.5℃左右，夜尿4~5次，大便不干，口干，汗出少。苔白脉沉弦滑。上方加赤小豆15 g，当归10 g。7剂，水煎服。

三诊：2015年3月30日。腹部红斑已消退，周身红肿渐退，脱屑减少，胸背痒已，踝部小腿痒明显，午后发热已，体温正常，口干已，大便正常，尿急尿频减，夜尿3~4次。苔白脉细弦。上方继服，7剂。

四诊：2015年4月20日。身痒已，偶有手足痒，手足皮肤仍硬粗糙，余处周身皮肤好转渐复，散步活动亦不汗出，口中和，尿急尿频已，夜尿3~4次，大便可，每日1行。苔白，脉细弦。上方增荆芥15 g。7剂。嘱痒时禁抓挠，可外用蛇油膏。

五诊：2015年5月4日。红皮病已，仅见足踝痒。

按 初诊，发热，瘙痒，无汗，为太阳表未解，符合桂枝汤加荆防白方证。双踝肿，白天尿频尿急，夜尿3~5次，苔白脉沉，为太阴里饮；口干，大便干，为阳明证，为太阳阳明太阴合病的五苓散证。浸润性斑片，皮肤增厚粗糙，为湿邪内蕴，以薏苡败酱散利湿。

二诊，红斑及瘙痒减轻，辨六经同前，加赤小豆当归散，利湿排脓。

三诊，六经及方证不变，继服上方。四诊，诸症减轻，无汗，手足痒，太阳表未解，增荆芥15 g以加强解表止痒之力。

医案2 某男，28岁，主因"周身皮疹伴瘙痒7年余"于2008年6月12日就诊。

初诊： 患者银屑病7年余，经中西医治疗，效果均欠佳，精神萎靡，周身皮肤散在皮疹，瘙痒，搔抓后有血痂，口干苦，渴欲饮水，胃脘部胀满，大便偏稀，周身乏力，头昏沉，时有胸闷心悸，食纳可，眠差。舌淡，苔白厚腻，脉沉滑。

[辨六经] 厥阴太阴合病。

[辨方证] 柴胡桂枝干姜加苓术杏石汤证。

[处方] 柴胡16 g，桂枝10 g，干姜5 g，天花粉12 g，生龙牡各15 g，黄芩5 g，炙甘草6 g，茯苓30 g，白术10 g，杏仁10 g，生石膏30 g。7剂，水煎服。

药后胃脘部胀满、头昏沉、胸闷心悸、周身乏力较前明显好转，周身皮疹瘙痒亦好转，部分已脱落消失。后间断用柴胡桂枝干姜汤合其他方药1个月后停药，随访1年未再复发。

🐝 初诊，口干苦，渴欲饮水，胃脘部胀满，大便偏稀，周身乏力，舌淡为上热下寒的厥阴证，宜柴胡桂枝干姜汤。头昏沉，时有胸闷心悸，苔白厚腻，脉沉，为太阴里饮伴冲气上逆，加苍术、茯苓化饮；身痒，加杏仁解表；口干欲饮，加生石膏清热生津。故辨六经为厥阴太阴合病，辨方证为柴胡桂枝干姜汤加茯苓、白术、杏仁、石膏证。

柴胡桂枝干姜汤为厥阴病类方，辨证要点为半表半里虚寒，上热下寒，气上冲，见四肢厥冷、口干或苦、心下微结。《伤寒论》第147条："伤寒五六日，已发汗而复下之，胸胁满微结，小便不利，渴而不呕，但头汗出，往来寒热，心烦者，此为未解也。柴胡桂枝干姜汤主之。"

医案3 某女，48岁，主因"周身皮疹痒痛15年，反复1月"于2012年1月5日就诊。

初诊： 患者患银屑病15年，曾服用激素致双股骨头坏死，后经中药治疗1年病情控制，皮损减小，股骨头坏死好转，功能恢复如常，10年如常人。近1个月银屑病复发，周身皮肤斑片状皮疹，有脱屑，下肢连成片，瘙痒，刺痛，汗出不多。苔白腻，脉细。

[辨六经] 阳明太阴合病。

[辨方证] 薏苡附子败酱散合赤小豆当归汤证。

[处方] 当归10 g，赤小豆15 g，生薏苡仁30 g，败酱草30 g，川附子6 g。7

剂，水煎服。

二诊：2012年2月6日。症如前，晚上痒甚。上方去川附子，加白鲜皮15 g。7剂，水煎服。

三诊：2012年2月20日。右下肢皮疹重，痒，浮肿明显，口干。

［辨六经］太阳阳明合病。

［辨方证］薏苡败酱散加荆防地肤赤豆汤证。

［处方］生薏苡仁30 g，赤小豆15 g，败酱草30 g，荆芥10 g，防风10 g，地肤子10 g。7剂，水煎服。

四诊：2012年3月26日。皮疹痒，红肿。

［辨六经］太阳阳明合病。

［辨方证］桂枝加豆归荆防薏汤证。

［处方］桂枝10 g，白芍10 g，炙甘草6 g，荆芥10 g，防风10 g，赤小豆15 g，当归10 g，生薏苡仁18 g，生姜15 g，大枣4枚。7剂，水煎服。

五诊：2012年4月16日。皮疹痒减，腰部皮疹红。上方加白蒺藜15 g。7剂，水煎服。

六诊：2012年5月14日。下肢皮损明显减轻，口干思饮，腰部皮疹不退。上方加败酱草15 g。7剂，水煎服。

七诊：2012年6月4日。皮疹大部消退，有时右下肢痛，口干。3月26日方加败酱草15 g。7剂，水煎服。

八诊：2012年7月2日。皮疹呈斑块状，颈部痒，眠差，苔白脉细弦。3月26日方加白蒺藜15 g，蛇蜕6 g。7剂，水煎服。

九诊：2012年7月30日。上下肢及颈部散在皮疹，痒，口干，眠差。

［辨六经］太阳阳明合病。

［辨方证］桂枝加龙骨牡蛎豆归荆防薏汤证。

［处方］桂枝10 g，炙甘草6 g，生龙牡各15 g，白芍10 g，荆芥10 g，防风10 g，生薏苡仁18 g，赤小豆15 g，当归10 g，生姜3片，大枣4枚。7剂，水煎服。

十诊：2012年9月3日。颈部及下肢散在皮疹，痒不甚，口干，眠差。上方去生龙牡。7剂，水煎服。

十一诊：2013年3月11日。右胫前皮疹，成片，不痒。

［辨六经］阳明太阴合病。

［辨方证］薏苡败酱散合赤小豆当归散证。

［处方］生薏苡仁30 g，败酱草30 g，赤小豆15 g，当归10 g。7剂，水煎服。

十二诊：2013年10月4日。上药服半月，皮疹明显减少，近愈，半年未服药。但近1个月皮疹又多发，斑点状，上半身多，口中和，身痒，汗出不多，纳可，大便可，无盗汗，夜尿1次，饮水不多，脉细。继服上方，7剂。

十三诊：2013年12月2日。胸前皮疹，痒甚，口干，大便干，每日1行，苔白微腻，脉细。上方加蛇蜕，7剂。

十四诊：2013年12月16日。双上肢皮损明显，基底红，皮肤脱白屑，晚上皮疹痒，失眠，双上肢肿，口干，便干，皮疹红，舌红少苔，脉细。

〔辨六经〕太阳阳明合病。

〔辨方证〕薏苡败酱散加赤豆归地荆防汤证。

〔处方〕生薏苡仁30g，败酱草30g，赤小豆15g，当归10g，生地15g，生地炭15g，荆芥10g，防风10g。7剂，水煎服。

十五诊：2014年1月6日。皮疹成片，痒甚，口干。上方增生地为30g，7剂。

十六诊：2014年2月17日。痒轻，皮疹减，仍口干，喜冷饮，大便每日1行，苔白，脉细。

〔辨六经〕太阳阳明太阴合病。

〔辨方证〕桂枝加赤豆归荆防白地汤证。

〔处方〕桂枝10g，白芍10g，炙甘草6g，荆芥10g，防风10g，白蒺藜15g，赤小豆15g，当归10g，生地18g，生姜15g，大枣4枚。

十七诊：2014年3月17日。双下肢皮疹减，痒轻，无新发，右肩凉，口干，大便每日1行。上方去荆芥，7剂。

十八诊：2014年4月21日。上身皮疹已，下肢散在皮疹，皮疹色暗，有脱屑，无新发，纳可，口中和，大便调，苔白，脉细。上方去生地，7剂。

十九诊：2014年5月12日。左胫1~2个皮疹，不痒，继服上药，7剂。

药后痊愈，至今未复发。

💬 由于患者经济等原因，每诊处方7剂药，患者服药后，根据症状改善情况间断续方治疗。本案早、中期辨六经的重点在太阳阳明太阴三证的合病及转换。痒是太阳病一个常见症状，但并非所有的瘙痒均归于太阳病，六经病均可引起瘙痒，应排除他证后结合舌脉辨为太阳病。如本案首诊，表现为痒，刺痛，汗出不多，如不结合舌象分析，易误判为太阳病，但苔白腻、脉细属水饮内停之太阴病，故辨六经为阳明太阴合病，用薏苡附子败酱加赤小豆当归散温化寒湿而止痒。

三诊时表现为痒、浮肿明显、口干，属阳明湿热证兼有太阳表证，首诊方去辛温之附片、赤小豆、当归，加荆芥、防风、地肤子，方药变化虽然不大，但全方即从阳明太阴合病类方转为太阳阳明类方，方随证转。

第十四诊后，基本表现为太阳阳明合病，出现口干、大便干等阳明热证时，在薏苡败酱散的基础上加用生地、生地炭除血痹、清阳明虚热，在瘙痒减轻时去荆芥减解表之功，最后以辛温健胃生津液之桂枝汤加荆芥、防风、白蒺藜收功，提示辛温药在银屑病治疗中的重要作用。本案是复发性银屑病，历经2年才治愈，说明该病治疗困难，同时揭示经方治该病不是专病专方，而是依据症状反应，不断辨六经和辨方证，做到方证对应而治愈疾病。

赤小豆当归散为太阴病类方，方证要点为诸疮有痈脓恶血者。《金匮要略·百合狐惑阴阳毒病证治》第13条："病者脉数，无热，微烦，默默但欲卧，汗出，初得之三四日，目赤如鸠眼，七八日目四眦黑，若能食者，脓已成也。赤豆当归散主之。"《金匮要略·惊悸吐衄下血胸满瘀血病脉证治》第16条："下血，先血后便，此近血也，赤小豆当归散主之。"本方利湿活血排毒，不仅可治疗肛门病，也能治疗湿邪内蕴的湿疹、银屑病等皮肤病。

医案4 某女，45岁，主因"躯干四肢反复红斑鳞屑14年"于2021年6月21日就诊。

初诊： 患者14年前妊娠后躯干四肢出现红斑、斑块、鳞屑，夏季加重。外用金钮尔、凉血剂可减轻，但反复发作。刻下症：皮损以躯干、四肢伸侧为主，大致对称分布，呈暗红色斑、小斑块，表面覆银白色鳞屑，色沉斑，钝刮试验（＋）。汗出不多，脾气急躁，双下肢皮肤晦暗，口干口苦，上腹按之恶心，月经量少，色暗红，大便或干。舌暗红、瘀点，舌下迂曲，薄黄苔。

［辨六经］少阳阳明合病夹瘀。

［辨方证］大柴胡合桂枝茯苓丸加归叶汤证。

［处方］柴胡18 g，黄芩10 g，枳实10 g，赤芍10 g，姜半夏12 g，大枣10 g，桂枝10 g，茯苓15 g，桃仁10 g，牡丹皮10 g，大黄6 g，当归6 g，大青叶10 g，生姜6 g。14剂，水煎服。

二诊： 2021年7月14日。皮疹减轻过半，躯干四肢散在暗红斑及色沉斑，散在数片暗红色斑块，鳞屑少，脾气好转，口苦已，口干减，上腹部按之恶心减轻，大便畅。舌暗红，瘀点，舌下迂曲。上方加生地黄15 g，14剂。

🈂️ 初诊，口干口苦，上腹按之恶心，大便干，脾气急躁，辨为少阳阳明合病，为大柴胡汤"心下急，郁郁微烦"方证；暗红色红斑、斑块，双下肢皮肤晦暗，舌暗红，舌下迂曲，月经量少，色暗红均为血瘀证，结合全身症状辨为血热血瘀证，为桂枝茯苓丸方证；加当归养血化瘀，制约上药苦寒之性；加大青叶清热凉血退斑。故辨方证为大柴胡汤合桂枝茯苓丸加当归、大青叶方证。

二诊皮疹明显减轻，脾气好转，大便畅，提示少阳阳明郁热及血瘀得减，口苦仍有，上腹按之仍有恶心感，辨六经及方证同前，加生地黄15 g，取犀角地黄汤方义，以凉血化瘀退斑。

大柴胡汤证要点为"心下急，郁郁微烦"，为少阳阳明合病类方，胡希恕先生创造性地应用大柴胡合桂枝茯苓丸治疗呼吸系统、神经系统及胃肠道疾病，获良效。方中赤芍除血痹，破坚积，以药测证，提示在大柴胡汤方证中兼有瘀血内停，合用桂枝茯苓丸则增加了其活血化瘀之效果，该合方可用于治疗皮炎、湿疹、过敏性紫癜、血管炎、带状疱疹等疾病。

医案5 某女，13岁，主因"周身红斑鳞屑6个月"于2020年5月4日就诊。

初诊：患者2019年11月上感后出现周身红斑鳞屑。刻下症：躯干四肢泛发红色斑片、斑块，上覆较厚白色鳞屑，口干，大便偏干，舌红薄苔。

［辨六经］太阳阳明太阴合病夹瘀。

［辨方证］麻黄加归芍地丹枳术叶紫汤证。

［处方］麻黄6 g，桂枝6 g，炙甘草6 g，杏仁10 g，当归6 g，赤芍10 g，生地黄30 g，大青叶10 g，牡丹皮10 g，紫草10 g，生白术30 g，枳实10 g。14剂，水煎服

二诊：2021年7月7日。服上药后泛发红斑、鳞屑明显减轻，又自购14剂，药用后皮疹基本消退，四肢偶新发红疹，用卡泊三醇乳膏可消退。刻下症：下肢数个硬币大小暗红斑，鳞屑，舌红薄苔。

［辨六经］太阳阳明合病夹瘀。

［辨方证］麻黄合四物加叶丹汤证。

［处方］麻黄3 g，桂枝6 g，炙甘草6 g，杏仁10 g，当归6 g，川芎6 g，白芍10 g，生地黄20 g，大青叶10 g，牡丹皮10 g。14剂。

🈲 麻黄汤为太阳病类方，方证要点为恶寒、身痛、无汗、脉浮紧。《伤寒论》第35条："太阳病，头痛发热，身疼腰痛，骨节疼痛，恶风无汗而喘者，麻黄汤主之。"银屑病尤其是斑块型，大多冬重夏轻，皮疹处无汗，严重者局部有紧束感，温水洗浴后感舒。本案患者虽无恶寒、身痛等太阳表实症状，但据皮疹为红色斑块、鳞屑较厚，局部无汗，且发病前有上感史，故从表治，用麻黄汤合四物汤化裁，皮疹得减。四物汤为化瘀类方，本案中性凉的生地、白芍用量大于性温的当归、川芎，凉血化瘀而无血滞之弊。加大青叶、牡丹皮、紫草等凉血退

斑。大便干，无腹胀满、口苦等阳明少阳热证，考虑为津液不足所致，故用枳术丸润生津液通便。

二诊皮疹减轻，大便常，皮疹性质同前，且无少阳阳明热象，无虚寒之象，仍辨为太阳阳明合病证夹瘀，以首诊方减枳实、生白术，继用麻黄汤合四物汤解表化瘀。

五、体会

众所周知，银屑病俗称牛皮癣，治疗用药多、疗程长，是疑难大病。而由以上验案可看到，经方治疗该病，药简而效彰，这是值得深刻思考的问题。显而易见，关键是经方理论的科学性。

值得注意的是，银屑病病灶在皮肤，但症状反应不是全在表，有在表者，有在里者，有在半表半里者。每个病位，有阳证，有阴证，治疗各不相同。银屑病除了皮肤改变外，可累及代谢、消化、关节等多系统。皮疹是辨证的线索，但不应局限于皮疹，辨证须结合全身症状，先辨六经，再辨方证。由于本病病情复杂，还有多个方证值得临床探讨，如葛根汤证、麻黄连翘赤小豆汤证、白虎汤证、小柴胡汤证、黄连阿胶汤证、真武汤证、桂枝芍药知母汤证、半夏泻心汤证、乌梅丸证、当归芍药散证等，皆有治疗银屑病的机会。

第七节　慢性胃炎

一、西医概述

慢性胃炎是由多种病因引起的胃黏膜慢性炎症性疾病，分为慢性浅表性胃炎和慢性萎缩性胃炎两大类。慢性胃炎发病率高，症状缺乏特异性，多数表现为上腹部不适如胃胀、胃痛等，伴食欲不振、反酸、嗳气、恶心、腹胀等症状。该病的诊断主要依赖于内镜和病理检查。药物治疗主要有抑酸剂、H_2受体拮抗剂、质子泵抑制剂、促进胃动力药、消化酶等，症状可以得到缓解，但反复发作的患者需要长期间歇性治疗。

二、中医证治概述

慢性胃炎为现代医学病名，中医病名诊断以症状为主，以胃痛为主症者，属于"胃痛""胃脘痛"。以胃脘部胀满为主症者，属于"痞满""胃痞"。本病的病位在胃，与肝、脾关系密切，病机为脾胃功能失调、升降失司、胃气阻滞或胃失所养。常见证候包括寒邪客胃、饮食停滞、肝气犯胃、肝胃郁热、脾胃湿热、胃络瘀阻等实证，以及脾气不足、脾胃虚寒、胃阴不足等虚证，临证多虚实错杂，或由实转虚，或因虚致实。治疗以理气和胃止痛为基本原则，旨在疏通气机，恢复胃腑和顺通降之性。属实者治以祛邪为主，根据寒凝、食停、气滞、郁热、血瘀、湿热之不同，分别用温胃散寒、消食导滞、疏肝理气、泄热和胃、活血化瘀、清热化湿诸法；属虚者，治以扶正为主，根据气虚、阳虚、阴虚之异，分别用补中益气、温中祛寒、养阴益胃之法。

三、经方论治

经方治疗慢性胃炎，不囿于病因病机和固定证型，不局限于胃、肝、脾等病位，而是依据患者整体的症状反应进行辨证，按六经提纲先辨六经，即从临床繁杂的症状中辨病位和病性。六经既明，治法就确定了，再继续辨方证药证，层层推进，求得方证对应而治疗疾病。

四、医案举隅

医案1 某男，29岁，主因"腹泻、胃脘胀4个月"于1965年10月12日就诊。

初诊： 患者近4个月胃脘疼痛，腹胀，右胁背痛明显，伴头晕，恶心，大便溏，每日4~5次，查肝功正常，服中药后腹泻、胃脘疼等不见好转，并见呕吐、烧心，午后身热，口干，心悸，厌油腻，舌苔白，脉沉细。

既往史： 患者原有右胁痛已4年余，经检查为慢性肝炎，因症状不重，故未予重视。

[辨六经] 属厥阴病。

[辨方证] 半夏泻心汤方证。

[处方] 半夏12 g，党参9 g，黄芩9 g，黄柏9 g，干姜9 g，大枣4枚，炙甘草6 g。6剂，水煎服。

二诊： 1965年10月18日。腹泻、腹痛、吐酸、身热已，烧心、口干、恶心、心悸、头晕、右胁痛减轻，纳食增加，上方加吴茱萸6 g，茯苓9 g，继服月余，诸症已，右胁痛亦轻微。

🈲 患者久病胃气失和而不振，胃虚生饮，为下虚寒，饮邪上逆则恶心吐酸、心悸、头晕；饮邪郁久化热，则口干、烧心、午后身热，为上热；结合舌脉象可知，里虚寒为本，气满、饮热为标，故为寒热错杂、虚实夹杂的厥阴病。治须健中化饮、清上热、温下寒，方选半夏泻心汤。因当时院内无黄连，故以黄柏代之，药后症去大半。

二诊时加吴茱萸6g、茯苓9g，意在加强温中化饮降逆，又合吴茱萸汤之意。胡希恕曾指出，水饮逆上所致心悸、恶心或头晕属茯苓适应证。遇上热下寒而见呕而肠鸣、心下痞硬者可用半夏泻心汤；若中气更虚，可用甘草泻心汤，即半夏泻心汤增量缓急安中的甘草；若胃中寒饮较重，呕逆下利较甚者，可用生姜泻心汤，即半夏泻心汤减干姜用量，而加大量的生姜。此为三方辨用之大概。

医案2 某男，58岁，主因"腹泻伴胃腹胀3月余"于1965年4月6日就诊。

初诊：患者受凉后腹泻已3月不愈，每日大便3~4次，完谷不化，伴胃腹胀满，食后益甚，时有嗳气头晕，舌苔白润，脉细缓。

［辨六经］属太阴病。

［辨方证］理中加陈皮扁豆汤证。

［处方］党参9g，炮姜6g，炙甘草6g，苍术9g，陈皮15g，炒扁豆9g。6剂，水煎服。

二诊：1965年4月12日。腹泻已止，腹胀亦明显减轻，继续服6剂后症除。

🈯 患者受凉后久泻不愈，日行数次，胃脘胀满，里寒可知；"寒则生满病"，脘痞食后益甚，且完谷不化，胃弱运化不及，里虚可见；嗳气、头晕，为里虚寒饮上逆，辨六经为太阴病。《伤寒论》第273条："太阴之为病，腹满而吐，食不下，自利益甚。若下之，必胸下结硬。"方选理中汤，据症化裁，加陈皮、炒扁豆理气化饮。或亦有考虑吴茱萸汤证者，但吴茱萸汤证以温中降逆为主，治以寒饮上逆之晕、悸、呕恶、烦躁诸症，而理中汤人参、甘草健中补虚，干姜暖中祛寒，苍术运中化饮，"理中者，理中焦"(《伤寒论》第159条)，中焦得以温运，痞利自然可解，饮能化，逆复平。

医案3 某男，61岁，主因"胃胀1年余"于2011年3月15日就诊。

初诊：患者近1年间断性出现胃胀，诊断为糜烂性胃炎，近日无明显诱因胃胀加重，不吃食物时也胀满，按之则舒缓，无饥饿感，肠鸣，脚出汗，口中和。舌淡润，稍胖大，苔白，脉弦细数，左关力度稍大。

［辨六经］属太阴病。

［辨方证］茯苓饮加半夏汤证。

［处方］清半夏15 g，党参10 g，枳实10 g，陈皮30 g，苍术10 g，茯苓12 g，生姜15 g。7剂，水煎服。

二诊：2011年3月22日。胃胀减轻，肠鸣减轻，纳可。继用7剂。

按 胃脘胀满，不进食也胀，按之舒缓，属虚。《金匮要略·腹满寒疝宿食病脉证治》第2条："病者腹满，按之不痛为虚，痛者为实，可下之。舌黄未下者，下之黄自去。"拒按属实，喜按属虚。胃虚运化不力，故无饥饿感。饮停肠间，故肠鸣；结合口中和、舌淡润稍胖大、苔白、脉细等，为太阴病，胃虚停饮。继辨方证，选具有健中除痞、理气化饮功效的茯苓饮加半夏。《金匮要略·痰饮咳嗽病脉证并治》附方："《外台》茯苓饮，治心胸中有停痰宿水，自吐出水后，心胸间虚，气满不能食，消痰气，令能食。"据胡希恕经验，本方治疗心下痞硬、逆满、食欲不振确有效验，加半夏，增加陈皮用量尤良。从方药组成来看，茯苓饮由橘枳姜汤加人参、茯苓、白术而成，枳实消胀破结，陈皮温中利水谷下气，生姜温胃散寒止呕，人参健胃补虚，苓、术利饮祛湿。慢性胃炎呈现单纯太阴病者多见，茯苓饮为常用方。

医案4 某女，62岁，主因"胃胀1年余"于2011年3月9日就诊。

初诊：患者近1年胃胀，呃逆，吃不容易消化的食物后吐酸水，呕吐食物，两肩痛，腿抽筋，左踝有紧胀感，左小腿不适，口不干，有时口苦，乏力，眠差多梦，时有轰热汗出，白天小便可，夜尿多，大便每日1行，质稀，呕吐后第2日大便会干燥，纳可，舌淡苔白，脉弦，右关明显，左关弦大。

［辨六经］太阳太阴合病。

［辨方证］茯苓饮合桂枝汤加萸夏汤证。

［处方］清半夏15 g，党参10 g，陈皮30 g，枳实10 g，苍术10 g，茯苓12 g，桂枝10 g，白芍10 g，炙甘草6 g，吴茱萸10 g，生姜15 g，大枣4枚。7剂，水煎服。

二诊：2011年3月16日，胃胀减轻，呃逆减轻，未发呕吐，酸水已，肩痛已，时口苦，上周小腿抽筋2次，左踝紧胀感减轻，轰热汗出减轻，睡眠多梦，纳可，大便每日1行，不成形，舌淡苔白，脉弦，右关明显，左关弦大。上方去大枣，加生龙骨15 g、生牡蛎15 g。7剂，水煎服。

三诊：2011年3月23日，患者诉胃胀减轻，打嗝，近日凌晨腿抽筋，两肩微痛，左膝痛了1次，脚踝胀减轻，睡眠时间足但多梦，烘热汗出减轻，口苦不明显，吃油腻会有点口苦，纳可，不敢吃凉，食花生、瓜子易牙痛，口舌生疮，小便可，大便每日1行，舌淡苔白，脉弦，右关明显，左关弦大。上方白芍增至

18 g，7剂，水煎服。

四诊： 2011年3月30日，胃胀减，偶尔打嗝，抽筋已，近2日肩痛但比以前轻，左膝未痛，脚踝胀减，烘热汗出已不明显。停药。

按 胃脘胀满，呕逆，大便质稀，舌淡苔白，脉弦，为里虚饮停气滞，属太阴病，宜茯苓饮加半夏健胃化湿除痞。小便不利及呕吐后大便会干燥，为胃虚气化不利。呃逆，吃不容易消化的食物后吐酸水，呕吐食物，为胃虚寒停饮而冲逆于上，宜吴茱萸汤。《伤寒论》243条："食谷欲呕，属阳明也，吴茱萸汤主之。得汤反剧者，属上焦也。"第309条："少阴病，吐利，手足逆冷，烦躁欲死者，吴茱萸汤主之。"第378条："干呕，吐涎沫，头痛者，吴茱萸汤主之。"《金匮要略·呕吐哕下利病脉证治》第8条："呕而胸满者，吴茱萸汤主之。"或呕或利，或烦躁欲死，或干呕吐涎末，或胸满，表现不一，但寒饮上逆无二，皆为吴茱萸汤证。胃弱津血虚，神气失养，故乏力、多梦；肌肤筋肉失濡，而复卫外不固，易为邪凑，故有双肩痛、腿抽筋、左踝紧胀等不适，为太阳病，宜桂枝汤解外。《伤寒论》387条："吐利止而身痛不休者，当消息和解其外，宜桂枝汤小和之。"胃虚寒饮上逆，时吐酸水，口苦不可尽责之于热。烘热汗出，时方常辨为阴虚内热，而表虚营卫失和，亦可致"时发热，自汗出"。《伤寒论》第54条"病人脏无他病，时发热自汗出而不愈者，此卫气不和也。先其时发汗则愈，宜桂枝汤。"故辨方证为茯苓饮合吴茱萸汤合桂枝汤加半夏证。

二诊时，寒饮得温渐趋消散，诸症显减，胃气虽稍得复，但津液难以速生，因此抽筋、烘热汗出、虚烦之症较前无大改善，继予前方去大枣，加生龙骨、生牡蛎敛汗固精。

三诊时，诸症减轻，睡眠亦有改善，凌晨腿抽筋，增白芍至18 g，生津液，缓挛急。参考《伤寒论》第29条，先予甘草干姜汤以复其阳（津液），"若厥愈足温者，更与芍药甘草汤，尔乃胫伸"。

四诊时抽筋虚烦等症状明显缓解，反证了白芍加量的正确性。

医案5 某男，57岁，主因"上腹部痞满伴纳差1年余"于2010年3月17日就诊。

初诊： 患者近1年余出现心下痞满，吞酸，嗳气，纳差，胃镜检查提示"慢性胃炎、十二指肠球部溃疡、反流性食道炎"，经中、西药治疗效果欠佳。

刻下症： 心下痞满，吞酸，嗳气，纳差，口干喜饮，口苦，大便不成形，每日2~3行，无四逆。舌苔白，脉细弦。

［辨六经］少阳太阴合病。

［辨方证］小柴胡合茯苓饮加乌贝汤证。

［处方］柴胡12 g，黄芩10 g，清半夏15 g，党参10 g，陈皮30 g，枳实10 g，茯苓12 g，苍术10 g，乌贼骨10 g，浙贝母10 g，炙甘草6 g，生姜15 g，大枣4枚。7剂，水煎服。

二诊：2010年3月24日。药后心下痞满、吞酸、嗳气减轻。上方去浙贝母，加砂仁6 g，7剂，水煎服。

三诊：2010年3月31日。诸症进一步减轻，纳食仍然欠佳。舌苔白，脉细弦。上方去乌贼骨，7剂，水煎服。

后纳食好，诸症俱已，无不适，停药。

按 该患者心下痞满、吞酸、嗳气、纳差，结合舌苔白，大便不成形，属太阴病，结合上述医案条文，宜茯苓饮加半夏。口干、口苦，脉弦，为半表半里之少阳郁热，结合纳差，宜小柴胡汤。吞酸明显，加用时方"乌贝散"（乌贼骨、浙贝母）制酸治标。随着症状缓减，渐减治标之药，加用温运太阴之砂仁。方证相合，故疗效显著。

五、体会

经方治疗慢性胃炎的医案很多，以上5则的病位涵盖表、里、半表半里，病情有寒热虚实，具有代表性。从医案可以看出，经方辨证完全依据症状反应，没有脏腑概念，用八纲理论来认识症状，从而辨识六经。胡希恕先生总结经方治胃病，若以恶心、呕吐为主，兼其他证候如胃疼、食欲不振、心下闷胀发堵、烧心、肠鸣、大便溏等等，此类宜半夏泻心汤、甘草泻心汤、生姜泻心汤。因三方都有半夏、干姜，降逆除满止呕，如果恶心得厉害，并牵扯到头痛（尤其偏头痛）或胃疼得厉害，应加吴茱萸，即为吴茱萸汤之合方，吴茱萸汤以水气上冲波及头脑者最为对证，但胃有热时则不宜。若以嗳气为主，呃逆、泛酸之类，无肠鸣下利，大便反干，心下痞硬，宜旋覆代赭汤。因方中有生姜、半夏的降逆止呕，人参补胃以治心下痞硬。若以胀满为主，呃逆，但呃后胃舒，宜茯苓饮。如果没有恶心、呕吐，但有痛，多为小建中汤证。还有太阴里虚寒的四逆汤证等。从胡希恕先生的总结可以看出，经方辨治慢性胃炎，是围绕患者的具体症状反应，在分析八纲、辨六经及方证过程中，认识病机，认识药物的治疗机制。

时方治疗慢性胃炎，采用脏腑辨证，辨病和辨证相结合，辨证分型，一证型对应一主方，随证加减。临床问诊常围绕这些证型进行，简单易行，范围明确，但存在一定的主观性，辨证不够精准。经方辨证完全依据患者整体的症状反应，没有辨病的思维，心中没有固定的病因病机和证型，因此在临床实践中更加灵活和客观。经方治病，有是证用是方，没有专病专方，也没有效不更方，每诊均根据当前的症状反应重新辨六经、辨方证。因此，除上述方证，临床还可见少阳阳明合病的大柴胡汤证、厥阴太阴合病的柴胡桂枝干姜汤合当归芍药散证、少阴太阴合病的真武汤证、太阴病的厚朴生姜半夏甘草人参汤证等。后世的四君子汤、平胃散、参苓白术散、三仁汤等，在六经八纲方证理论指导下，亦可适证应用。

第八节　缺血性脑卒中

一、西医概述

脑卒中是我国居民第一位的死亡原因，缺血性脑卒中是最常见的类型。缺血性脑卒中又称脑梗死，多表现为一侧面部或肢体无力或麻木，语言障碍等。急性期治疗包括一般处理和特异性治疗，经急性期治疗后，仍有部分患者功能障碍，即进入恢复期及后遗症期，除常规的二级预防外，还需针对功能障碍继续康复治疗。

二、中医证治概述

缺血性脑卒中属于中医"中风"范畴。《黄帝内经》有卒中、仆击、大厥、薄厥等描述，对半身不遂又有偏枯、偏风、身偏不用、痱风等不同的名称。历代医家重视本病的论治，对病因病机以及治法的认识过程，大体可分为两个阶段。在唐宋以前，主要以"外风"学说为主，多以"内虚邪中"立论，认为络脉空虚，风邪乘虚中人，多采用疏风祛邪、扶助正气的方药治疗。唐宋以后，特别是金元时期，突出以"内风"立论，其中刘河间力主"心火暴甚"，李东垣认为"正气自虚"，朱丹溪主张"湿痰生热"，王履提出"真中""类中"。清代王清任以气虚立说，创补阳还五汤治疗半身不遂。

临证根据有无意识障碍分为中脏腑与中经络，中脏腑又分闭证和脱证；根据发病时间不同，重视功能障碍的康复治疗。辨证以脏腑经络及病因学说为主导，多强调辨病与辨证结合，采用活血化瘀、通下攻实、化痰通络、补气活血、滋补肝肾、平肝潜阳等法治疗。

三、经方论治

经方治疗缺血性脑卒中，不同于医经的审因论治，而是主要依据症状反应进行辨证，针对患者患病后出现的症状，辨六经，析八纲，再辨方证，以施行适当的治疗，此即中医经方辨证施治的方法体系。以八纲分析病情，以六经明确病位病性，以方证对应实现证治机转，由于八纲分析贯穿辨六经、辨方证的全过程，因此，也可以归纳为先辨六经，继辨方证，求得方证相应治愈疾病，此即经方辨证施治的实施方法和步骤。

至于具体六经、方证的辨识，需要全面分析患者的症状表现，不能局限于某一具体的症状上，故辨六经可以有太阳病、少阳病、阳明病、太阴病、少阴病、厥阴病，也可以有合病、并病，且临证以合病、并病多见。方证之辨，则无专病专方，桂枝汤证、大承气汤证、小柴胡汤证的三阳证方证可出现，理中丸证、麻黄附子甘草汤证、柴胡桂枝干姜汤证的三阴证方证也可出现。脑卒中，临证病情复杂，多出现合病、并病，应予对应的合方治疗。只要把六经、方证辨识准确，灵活应用仲景经方，自可应万变地临证。

四、医案举隅

医案1 某男，66岁，主因"脑梗死后意识障碍、失语、汗出多28天"于2019年12月22日就诊。

患者28天前因急性脑梗死入院，予溶栓治疗后症状加重，出现意识障碍，右侧偏瘫，失语，出汗多，为凉汗，无臭味，不粘手，胃管进食，量可，大便2日1行，需用开塞露。查体：意识障碍，不能配合，胃管保留进食。刻下症：意识障碍，汗出多，便秘，2日1行，脉滑有力，舌诊不配合。腹诊：腹力略强，双侧胸胁部按之有抵抗感，胃脘部按之略有痞满感，按肚脐下患者表情痛苦。

［辨六经］太阳少阳阳明合病。

［辨方证］大柴胡合桂枝茯苓加玉屏风散汤证。

［处方］黄芪15 g，白术30 g，防风10 g，桂枝12 g，茯苓15 g，桃仁12 g，赤芍10 g，牡丹皮10 g，柴胡15 g，枳实15 g，大黄5 g，黄芩10 g，清半夏10 g，生姜3片。7剂，水煎胃管注入，每日2次。

7剂后汗出正常，遵仲景"随证治之"法，继续治疗偏瘫。

🐝 重症脑血管病，发病过程中出汗异常是常见之症，多提示病情危重，经方对汗出非常重视，应用经方医学辨证思维，先辨六经八纲，继辨方证，求得方证对应，治愈疾病。辨六经：表证，最直观可见、可感知的就是汗出异常，如果汗出过多就是表虚，是桂枝汤类方证；无汗出，就是表实，是麻黄汤类方证。但表证都有恶寒，本患者意识障碍，问诊不能配合，我们结合抚摸患者的汗为凉汗、不粘手，可除外阳明病的汗出多，又患者机能代谢旺盛、脉滑有力，不是阴证。综合分析，患者周身出凉汗，为太阳病表虚证。腹诊作为症状反应之一，有其特殊的诊疗价值，本患者腹力不弱，双侧胸胁部按之抵抗，为腹诊意义的"胸胁苦满"，可判定半表半里阳证少阳病，又患者心下按之痞满感，大便2日1行，考虑里实证，又脉滑有力，考虑为阳证，综合腹诊、脉学、症状分析为少阳阳明合病。肚脐下压痛，即仲景书"少腹硬满""少腹急结""腹中急痛"，提示阳明瘀血里实。综合整体症状反应，辨六经为太阳少阳阳明合病。辨方证为大柴胡汤合桂枝茯苓丸玉屏风散汤证。玉屏风散治疗太阳表虚自汗、恶风；大柴胡汤合用桂枝茯苓丸治少阳阳明并活血祛瘀，使证得解。

医案2 某男，47岁，主因"言语不清伴右侧肢体无力1个月"于2019年4月24日就诊。

初诊：患者1月前出现发作性言语不清，伴头痛，右侧肢体麻木无力，于2019年3月23日住院治疗。头颅核磁示：头颅DWI上脑干、左侧小脑半球及双侧顶叶、枕叶可见斑点、片状高信号影，部分病灶ADC呈低信号影。刻下症：言语略不利，右侧偏瘫步态，右侧肢体及面部出汗多，夜间右半身出冷汗，左半身不汗出，无口干、口渴、口苦，饮食二便可，脉细弱，舌苔水滑、底有瘀紫。

［辨六经］太阳阳明太阴合病夹瘀。

［辨方证］桂枝合桂枝茯苓丸证。

［处方］桂枝12 g，白芍12 g，生姜10 g，炙甘草10 g，大枣15 g，茯苓15 g，桃仁12 g，牡丹皮10 g。颗粒剂，7剂，水冲服，每日2次。

二诊：2019年5月1日。家属诉服药第3天右半身汗出减少，汗摸着是温的。第6天双侧出汗正常，不凉手。患者体力明显增加，偏瘫侧无力明显好转，继续依据症状辨六经、方证治疗。

🐝 脑干梗死后，偏侧汗出异常比较常见。刘渡舟教授曾经用桂枝汤治疗偏侧汗出异常，但并非脑血管病导致的。偏侧汗出异常，为正邪交争在体表的症状反应，是表证，且所出之汗为凉汗，结合无口干、口渴、口苦，知其里热不明显，为以太阳病表虚中风证为主。但见夜间右半身出汗，当属里热表虚之盗汗；又患者舌苔水滑提示痰饮，当属太阴；右侧偏瘫肢体麻木、舌底有瘀紫提示瘀血，故辨六经为太阳阳明太阴合病夹瘀饮，治用桂枝合桂枝茯苓丸汤。桂枝汤有治疗表证"病常自汗出"的特能。《经方实验录》中称桂枝汤证的"自汗出"为"病汗"，抚之常带凉意，而服桂枝汤后出的汗称为"药汗"，抚之有热意，再结合刘渡舟教授的经验，故本案治疗选用桂枝汤为主。因尚夹瘀血痰饮，故佐以桂枝茯苓丸祛瘀化饮。

医案3 某男，58岁，主诉"喘憋1个月加重伴右上肢无力1天"于2011年5月30日收入院。

患者于入院前1个月出现喘憋伴周身浮肿，以四肢为主，痰多，但尚可排出，在疗养院输液治疗，症状略好转，但患者进食量减少，痰喘反复发作，发病前1天喘憋加重，且出现右上肢无力，不能抬离床面，来我院急诊，查肺CT提示肺感染，头CT示颅内多发脑梗死，动脉血气示呼吸性酸中毒，肝功能、肾功能均受累，考虑患者急性缺血性脑血管病，存在多脏器功能损伤，建议入重症监护病房治疗，家属拒绝，收入脑病科住院治疗。

既往史：高血压病史6年，血压最高200/130 mmHg，服药及血压控制情况不详。发现2型糖尿病7个月，现口服二甲双胍肠溶片治疗，发现脑干梗死7个月，治疗后遗留右侧肢体无力，活动受限，构音障碍，语音低沉，长期卧床。

入院查体：血压150/110 mmHg，神清，精神差，构音障碍，饮水呛咳，呼吸急促，双肺呼吸音粗，可闻及大量干鸣音，心率90次/分，律齐，腹软，无压痛，肝脾未及，四肢轻度指凹性水肿。左侧上肢肌力5级，左下肢肌力1级，右上肢近端肌力0级，远端肌力1级，右下肢肌力0级，四肢肌张力正常，四肢腱反射正常。辅助检查：血常规示：白细胞10.05×10^9/L中性粒细胞百分比81.90%；肝功能：天冬氨酸转氨酶580.0 U/L，乳酸脱氢酶1418 U/L；肾功能示：肌酐80.6 pmol/L，尿酸470.7 μmol/L。入院后诊断急性脑梗死，慢性阻塞性肺病急性加重，肺感染，2型糖尿病，肝、肾功能损伤，低蛋白血症等，予下胃管保留，尿管导尿，抗血小板聚集、改善脑循环，抗炎，利尿，雾化稀释痰液、经支气管镜深部吸痰，胰岛素皮下注射降糖，保肝，对症支持等治疗6天，患者喘憋、无力好转，血糖控制可，现有大量头汗出，汗出如水，重时前胸及双臂亦可见汗珠，为凉汗，肢体亦发凉，患者自觉头部发热，小便不利（患者留置尿管通畅，但仍觉憋尿)，大便偏稀，每日3~4次，小便及大便均无明显腥臭味，予颈部冰块物理降温，头汗出症状无好转，脉右滑有力、左滑紧，舌体胖、质嫩略红，他医考虑患者存在痰湿阻滞，阴分伏火，予口服茯苓、泽泻、牡丹皮、青蒿、生地黄等治疗2天，上述症状无明显好转，且出现高热，体温39.8℃，查甲状腺功能全项示：促甲状腺素：1.29 mIU/L，总T3：0.80 nmol/L，游离T3：2.65 pmol/L，考虑患者是重症低T3综合征。

刻下症：高热，胸以上汗出多，小便不利，周身浮肿，以四肢为主，痰多，右侧肢体无力，活动受限，构音障碍，语音低沉，大便稀，每日4~5次，脉右滑有力、左滑紧，舌体胖、质嫩略红。

[辨六经] 厥阴病。

[辨方证] 柴胡桂枝干姜汤证。

[处方] 柴胡20 g，桂枝15 g，干姜10 g，天花粉20 g，牡蛎20 g，黄芩10 g，炙甘草10 g。7剂，水煎，胃管注入，每日2次。

1剂后，患者头部及前胸汗出明显减少，体温降至36.5℃，小便不利消失，拔除尿管后小便通畅，大便日2次，略偏稀，查右脉滑，左脉平和、寸略弱。服药7剂后，头汗出愈，大便每日1次。

🈺 本患者为急性脑梗死患者，由于既往疾病，长期卧床，发病后即表现出多脏器功能障碍的重症，经系统积极治疗后患者仍有高热、上半身大汗出、小便不利、腹泻诸症状，初诊医师以脏腑辨证，辨为痰湿阻滞、阴分伏火，中药治疗症状无缓解，且出现了高热。经方辨证则依据症状反应，患者表现出明显上热"高热、上半身大汗出"和下寒"小便不利、腹泻、大便清稀、不臭"，辨六经为厥阴病。辨方证为柴胡桂枝干姜汤证。

《伤寒论》第147条有"小便不利，渴而不呕，但头汗出，往来寒热"的记载，提示了半表半里上热下寒为主症，故辨方证为柴胡桂枝干姜汤证。由于辨六经、辨方证准确，患者高热、汗出、小便不利症状1剂后均明显缓解，7剂后大便每日1次，整体机能明显好转，加速了疾病的康复。汗出异常，为全身症状反应之一，尤其是在急危重症患者中，汗出异常往往提示功能障碍较重，对患者整体预后影响极为重要。

上述3例，均为急性缺血性脑卒中，而以汗出异常为主，《伤寒论》对汗出一症尤为重视，不论是急性病还是慢性病，对汗症观察仔细，论治精详。这里总结了3例急性缺血性脑卒中汗出异常，即在显示经方治疗该病的特点。例1周身大汗出，失语，意识障碍，依据汗出、腹诊和脉诊，辨为太阳少阳阳明合病。例

2偏侧凉汗出，结合舌脉，辨为太阳阳明太阴合病。例3全身状况差，高热，上半身汗出多，小便不利，大便溏，辨为厥阴病。由于辨六经、辨方证准确，故治疗症状改善显著。

医案4 某女，63岁，主因"右侧肢体无力伴遗尿半月"于2021年7月29日就诊。

初诊：患者双下肢无力，走路拖拉，右上肢无力，抬举费力，握物无力，家人搀扶来诊、口干、口苦、口渴，怕热，汗出多，饮水正常，睡眠多，遗尿，大便干，2日1行，胸闷，气短，腹部胀满。脉滑有力，舌淡、苔白厚腻。腹诊：腹部膨隆，上腹部满，右侧胸胁部按之抵抗、压痛，心下按之满闷疼痛，肚脐下右侧压痛明显。头部核磁提示：双侧大脑前动脉共干，颅内多发缺血改变，结合临床症状及影像学改变，西医诊断：急性缺血性脑血管病恢复期。

［辨六经］少阳阳明合病夹痰瘀。

［辨方证］大柴胡合桂枝茯苓丸汤证。

［处方］柴胡24g，黄芩10g，清半夏12g，大黄5g，赤芍15g，枳实15g，桂枝12g，茯苓15g，桃仁12g，牡丹皮10g，生姜5片，大枣4枚。7剂，水煎服。

二诊：2021年8月5日。肢体无力明显好转，可自由行走，汗出减少，口苦，口渴，偶有遗尿，睡眠仍多，胸闷、气短、腹满减轻，服药后大便每日1行。脉滑有力，舌淡苔白，舌底有口水。腹诊：腹部略膨隆，上腹部满，下腹部腹力弱，右侧胸胁部按之抵抗、疼痛较前明显减轻。肚脐下右侧压痛。

原方继服7剂。

🖊 本患者初诊时为脑血管病恢复期，针对症状反应辨六经：患者右侧肢体及双下肢无力，口干、口苦、口渴，怕热，汗出多，睡眠多，考虑为里热证阳明病，又大便干，2日1行，考虑为里实证，结合脉滑有力，舌淡、苔白厚腻及腹诊的上腹部满，心下按之满闷疼痛，为阳明里热实证。口苦，腹诊的腹部膨隆，上腹部满，右侧胸胁部按之抵抗、压痛，为少阳病，又滑脉腻苔是有痰，腹诊的肚脐下压痛是有瘀，综合整体，辨六经为少阳阳明合病夹痰瘀。少阳阳明合病，阳明为里实，选用大柴胡汤，又瘀血兼痰，选用桂枝茯苓丸，故辨方证为大柴胡汤合桂枝茯苓丸汤证。由于辨六经、辨方证准确，患者又处于脑血管病恢复期，故服药仅1周，肢体无力即明显恢复。

医案5 某男，64岁，主因"左侧肢体无力2月"于2015年6月10日就诊。

初诊：患者4月12日早起感左侧上下肢不遂，左手伸不直，无力。4月15日头CT示：右侧放射冠半卵圆中心多发腔隙性脑梗死；右侧枕叶、右侧基底节区腔隙性脑梗死。既往病史：2010年行右锁骨下动脉支架植入术。

刻下症：左下肢走路无力，脚尖不能着地，左上肢无力，伸不直，握手尚有力，夜间腿凉、挛急，口中和，头迷糊，口感发麻，有时漏食，大便难解，苔白，舌尖向左歪，脉弦。

[辨六经]太阳太阴合病夹瘀。

[辨方证]黄芪桂枝五物加归龙蛭汤证。

[处方]生黄芪15 g，桂枝10 g，白芍10 g，当归10 g，地龙10 g，水蛭6 g，生姜3片，大枣4枚。7剂。

二诊：2015年7月15日。左下肢走路有力，头迷糊已，口感发麻已，脚尖能着地，有轻微漏食，口微苦，大便每日1行。苔白，舌尖向左歪，脉弦。

[辨六经]少阳阳明合病。

[辨方证]大柴胡合桂枝茯苓丸汤证。

[处方]柴胡12 g，黄芩10 g，姜半夏15 g，枳实10 g，桃仁10 g，桂枝10 g，牡丹皮10 g，白芍10 g，茯苓12 g，熟大黄6 g，炙甘草6 g，生姜3片，大枣4枚。7剂。

三诊：2015年7月29日。左腿抬起好转，口麻已，左手握轻物可，端碗不能，左手关节胀，有轻度漏食，口微苦，大便每日1行。苔白脉弦，舌尖向左歪。上方去熟大黄，加生大黄5 g，7剂。

按 本案初诊发病近2个月，依据症状反应辨六经，左下肢走路无力，脚尖不能着地，左上肢无力，伸不直，握手尚有力，夜间腿凉、挛急，口感发麻，有时漏食，考虑为病在表的太阳病；头迷糊，大便难解，为里证，无明显热像，结合舌苔白，脉弦，考虑为阴证，即太阴病；患者夜间腿凉、挛急，口感发麻，考虑瘀血为患。综合整体，辨六经为太阳太阴合病挟瘀。患者口感发麻，与《金匮要略·血痹虚劳病脉证并治》血痹的"外证身体不仁"同，治疗用黄芪桂枝五物汤，患者夜间腿凉、挛急，是瘀血为患，故选用当归、水蛭、地龙强壮活血祛瘀，故辨方证为黄芪桂枝五物汤加归龙蛭汤证。因方证对应，故很快见效。二诊，因症状反应表证不明显，而出现口微苦，大便每日1行，呈现少阳阳明合病，故改用大柴胡合桂枝茯苓丸治疗，症状好转。临床观察老年动脉硬化出现脑梗，半身不遂多见，但亦有以麻木为主者，相比半身不遂，麻木症状，更为顽固，治疗短期难以见效，临床告知患者，应有耐心治疗。

医案6 某女，68岁，主因"右侧肢体麻木伴头晕5个月"于2014年8月28

日就诊。

初诊：患者近5个月出现右上下肢麻木，头晕，健忘，头CT报告：多发性腔隙性脑梗死，服西药治疗无效，现一个人不敢出门过马路。刻下症：右上肢麻木，手指胀感，右下肢麻木，走路尚可，但必需有人搀扶才敢走路，头晕，健忘，说话欠利，口干苦，心烦，眠不实。纳可，大便2~3日1行。苔白根腻，脉细弦。

[辨六经] 少阳阳明合病挟瘀。

[辨方证] 大柴胡合桂枝茯苓加生石膏汤证。

[处方] 柴胡12g，黄芩10g，清半夏15g，枳实10g，白芍10g，桂枝10g，牡丹皮10g，桃仁10g，茯苓12g，大黄6g，生姜15g，大枣4枚，生石膏45g。7剂，水煎服。

二诊：2014年9月8日。上药服3剂右上下肢麻木好转，头晕明显好转，心烦已，大便每日1行。上方去生石膏继服，7剂。

2014年9月15日来电话：头晕已，除上下肢有轻微麻木外，其他症状不明显，可以一人上街过马路。停药。

三诊：2015年4月12日。因搬家劳累，症状有反复，头晕，失眠，每晚仅睡1~3小时，右上下肢胀，又服上方7剂缓解。

四诊：2015年5月11日。晚来电话：上药断续服，睡眠可达7~8小时，头晕不明显，可一人上街购物。

五诊：2019年8月8日（四年后）。患者周身无力软如绵，头晕，不能行走，西医诊断为小脑病变，服多巴胺可控制症状3~4小时，口干，尿频，夜尿3~5次。辨六经为太阳太阴阳明合病，辨方证为柴胡汤加龙牡合五苓散汤证，服药1周，诸证好转，不再服西药。2019年9月5日随访：自觉良好。

🔖 我们学习胡希恕先生的学术思想，治疗中风后遗症常用大柴胡汤，是因为脑梗的症状反应为少阳阳明合病，有是证，用是方。本患者初诊右上肢麻木，手指胀感，右下肢麻木，头晕，健忘，说话欠利，为中风病瘀阻脑脉，脑功能失用的常见症状。口干苦，心烦，眠不实为里热阳明病；苔白根腻，大便2~3日1行，为里实证；脉细弦，考虑为少阳病的"血弱气尽"状态；又瘀血多与脑病相关，仲景书中脑病与瘀血相关的症状有"其人如狂""其人发狂""善忘"等描述，治疗方药有桃核承气汤、抵当汤等，本患者的"头晕、健忘"出现于脑梗死之后，考虑为瘀血所致。综合整体，辨六经为少阳阳明合病挟瘀，辨方证为大柴胡汤合桂枝茯苓丸，口干、心烦加生石膏。

本例服药时间较长，治用大柴胡汤合桂枝茯苓丸，药后症状改善明显，说明该方证在脑梗死中多见，且疗效显著。但须注意，并不是专病专方。

医案7 某女，78岁。主因"下肢无力伴走路前倾3年"于2014年7月22日就诊。

初诊：患脑梗死3年，下肢无力，走路向前倾，眠差，白天眠多，汗出多，口中和，纳可，大便先干后稀，3~4日1行，小便如常，舌暗，苔白腻滑，脉细。既往糖尿病、菌血症史，血压145/65 mmHg。坐轮椅来诊。

［辨六经］太阳阳明太阴合病兼血虚水盛。

［辨方证］桂枝茯苓丸合泽泻汤证。

［处方］桂枝10 g，牡丹皮10 g，桃仁10 g，白芍10 g，茯苓15 g，泽泻18 g，生白术30 g。7剂。

二诊：2014年8月12日。眠可，有时差，大便2日1行，须喝酸奶吃水果，下肢无力，走路前倾，口中和，苔白，脉细。上方加狗脊15 g，7剂。

三诊：2014年8月19日。下肢无力好转，走路前倾好转，早起嗜睡，发落，舌下静脉瘀暗，大便1~2日1行。上方继服。

按 本患者病程3年，为脑血管病后遗症，下肢无力，走路向前倾，为上盛下虚气上冲的太阳表证；眠差，白天眠多，为水气上冲；汗出多，为阳明里热；大便先干后稀，3~4日1行，舌暗，苔白腻滑，脉细，为里虚寒的太阴病；舌暗提示瘀血。综合整体，辨六经为太阳阳明太阴合病兼血瘀水盛。治疗为什么要用桂枝茯苓丸？首先要了解其适应证，《金匮要略·妇人妊娠病脉证并治》第2条："妇人宿有癥病，经断未及三月，而得漏下不止，胎动在脐上者，为癥痼害。妊娠六月动者，前三月经水利时，胎也。下血者，后断三月，衃也。所以下血不止者，其癥不去故也，当下其癥，桂枝茯苓丸主之。"其主要是说，该方主治久有瘀血。再从药物的组成看，它适用于太阳阳明太阴病的久有瘀血，初诊因走路前倾，眠差，白天眠多，为里饮明显，故加泽泻汤。又患者便秘，考虑为太阴虚寒便秘，故方中用生白术30 g温里通便。辨六经准确，方证、药证对应。

二诊时诸症均有缓解，因下肢无力，加狗脊，强壮腰膝。

三诊时下肢无力、走路前倾均好转。

五、体会

上述医案的后4例，为缺血性脑卒中恢复期、后遗症期，症状表现有肢体麻木、无力者，有头晕、多寐、健忘、遗尿者，有步态不稳，走路前倾者。我们在应用经方思维辨证时，除了重视这些症状，更应该依据患者全身的症状反应，辨其六经归属，确定治疗法则，再选择与其适应的方药，做到方证对应，治愈疾病。

以上医案可见，缺血性脑血管病无论是急性期、恢复期还是后遗症期，多见少阳阳明合病的大柴胡汤证，结合舌诊的舌底静脉瘀紫、腹诊的肚脐下压痛，提示瘀血为病，临证多用桂枝茯苓丸，故而脑血管病临证多见大柴胡合桂枝茯苓丸汤证。这是胡希恕先生的临证经验，也在我们临床实践中被反复证实。需要特别指出的是，临证需依据具体症状，辨六经，辨方证，不能用一方专治。正是因为辨六经、辨方证理论的科学性，所以无论是缺血性脑卒中，还是其他疾病，应用经方思维辨治，均可取得明显疗效。

第九节　急性冠脉综合征

一、西医概述

急性冠脉综合征是指冠状动脉内不稳定的粥样斑块破裂或糜烂继发血栓形成所导致的心脏急性缺血综合征。主要表现为胸痛或胸闷不适，临床诊断以症状、心电图及心肌酶为依据。治疗方法包括一般治疗、药物治疗、介入治疗、手术治疗等。

二、中医证治概述

急性冠脉综合征可参照胸痹治疗。胸痹是指胸部闷痛，甚则胸痛彻背，短气、喘息不得卧为主的一种疾病，轻者仅感胸闷如窒、呼吸欠畅，重者则有胸痛，严重者心痛彻背、背痛彻心。《灵枢·厥论》篇载："真心痛，手足青至节，心痛甚，旦发夕死，夕发旦死。"这种真心痛就是胸痹的重证。《金匮要略》正式提出胸痹病名，并且进行了专门的论述。目前临证以辨病与辨证结合为主，治以活血化瘀、通络止痛、温阳利水等，疗效往往不能让人满意。

三、经方论治

经方辨证依据症状反应，不局限于胸闷、憋气局部症状，而是着眼于整体的症状反应，辨其病性的阴、阳及病位的表、里、半表半里，即辨六经，明确治疗法则，再确定适合症状反应的方药，即辨方证，方证对应而治愈疾病。虽然仲景书有"胸痹心痛短气病"专篇论述，但我们在临证实践中发现，应用经方治疗，不能局限于本篇所记录的相关方证，要全面学习经方的方证及后世有验的方证，临证只要辨六经、辨方证准确，诸方均可缓解胸闷、胸痛、气短症状，治愈疾病。

四、医案举隅

医案1 某女，88岁，主因"胸闷、心悸3年"于2002年10月6日就诊。

患者近3年来阵发性心房纤颤，曾长期住院专科治疗未能控制。

刻下症：时心前区发紧，或胸闷，心悸，手足凉，口干，大便干，腰酸，乏力，头晕，耳鸣，眠差，易汗出，舌苔薄白，舌质淡，脉双侧反关，至数时快时慢，时结。多次心电图显示：多次不见P波，心律绝对不齐，V3、V5、ST下降，T波低平。

［辨六经］厥阴太阴合病。

［辨方证］柴胡桂枝干姜合当归芍药散证。

［处方］柴胡12 g，黄芩10 g，天花粉12 g，生牡蛎15 g，生龙骨15 g，桂枝15 g，干姜6 g，炙甘草6 g，当归10 g，川芎6 g，白芍10 g，泽泻15 g，苍术15 g，茯苓12 g。7剂，每剂煎2次分服，每次加黄酒20 ml。

上药服7剂后，自感头晕、乏力、心悸好转，心房纤颤发作减少，继续加减服用2月，未再发心房纤颤，随访2年稳定。

按 患者心前区发紧，胸闷，为邪在半表半里；心悸，手足凉，脉双侧反关，至数时快时慢，时结，为津血亏虚、水饮上扰、血脉不足；口干，大便干，为半表半里的上热下寒，而现津虚下寒重而致阳微结证；腰酸，乏力，为机能沉衰；头晕，耳鸣，眠差，易汗出，为血虚水盛，水气上冲；总体分析，其病机为津液亏损、上热下寒的厥阴病与血虚水盛的太阴病合病。进一步辨方证，则为柴胡桂枝干姜汤合当归芍药散证。

医案2 某男，53岁。主因"胸闷、胸痛1年余"于2009年9月28日就诊。

患者近1年胸闷，胸痛，在某医院做心电图示：ST段下降，T波低平，阵发室性期前收缩。曾服中、西药效不显，不能参加劳动。刻下症：左胸前及后背闷痛或刺痛，发作无明显规律，但稍干力气活则胸痛发作，口微干，手足凉，易汗出，有时头痛，小便频，夜尿3~4次，舌苔白，根腻，脉沉弦细。

［辨六经］少阴阳明太阴合病。

［辨方证］薏苡附子散合五苓散方证。

［处方］生薏苡仁18 g，川附子10 g，桂枝10 g，茯苓12 g，泽泻12 g，猪苓10 g，苍术10 g。水煎服。

上药服3剂后，尿频减，胸闷胸痛发作减，增川附子为15 g。服7剂后，胸闷胸痛偶有发作，小便如常，继增川附子为18 g，去猪苓、泽泻。服1月后，已无胸闷胸痛，可做轻体力劳动。

🈯 头痛，手足凉，为少阴表证；口微干，易汗出，为里有热，阳明病；小便频，夜尿多，苔白根腻，脉沉弦细，提示里有停饮，为太阴病。综合分析，辨六经为少阴太阴阳明合病。《金匮要略·胸痹心痛短气病脉证治》第7条："胸痹，缓急者，薏苡附子散主之。"附子强壮机能，温里祛寒。薏苡仁性微寒，解凝利湿散结。两药相合，寒热并用，治疗太阴阳明合病的胸痹虚寒伴湿郁化热证。易汗出，口微干，小便频，外邪里饮，宜五苓散。故辨方证为薏苡附子散合五苓散证。五苓散加附子则治少阴之表。

医案3 某男，55岁，主因"胸闷、心悸、气短半年余"于2020年11月27日就诊。

初诊： 患者胸闷，心悸，气短，活动后加重，恶寒，时气上冲感，手足凉，口不苦，口渴，喜饮热水，伴口干舌燥，心下满，烧心，大便2日1行，偶有紧张感。脉滑有力，舌淡、苔水滑。腹诊：腹力强，腹部平，上腹部满，按之抵抗，下腹按之不适。

既往史： 高血压病史22年，12年前行冠脉支架植入术，2年前发现心房纤颤，行射频消融术治疗，现规律口服马来酸依那普利降压，口服利伐沙班抗凝，口服美托洛尔、胺碘酮控制心率。多次查心电图：窦性心律，T波改变。心脏彩超：左房增大，二尖瓣及主动脉瓣反流。

［辨六经］太阳少阳阳明合病。

［辨方证］大柴胡合桂枝茯苓加生石膏汤证。

［处方］柴胡18 g，黄芩10 g，清半夏10 g，生姜10 g，大黄5 g，枳实10 g，赤芍12 g，大枣20 g，桂枝10 g，茯苓15 g，桃仁12 g，牡丹皮10 g，生石膏45 g。颗粒剂，7剂，水冲服，每日2次。

二诊： 2020年12月9日。胸闷消失，心悸、气短减轻，乏力，腹满，口干，口苦，时有口渴，无寒热，进食可，大便不成形，小便正常，脉滑有力，舌淡，苔水滑薄黄，舌底水瘀血。腹诊：腹部平，腹力中等，双侧胸胁部轻度抵抗，无悸动，肚脐下右1、2点有压痛。

［辨六经］太阳少阳太阴合病。

［辨方证］小柴胡合桂枝茯苓加术汤证。

［处方］柴胡18 g，黄芩10 g，茯苓30 g，桂枝12 g，炙甘草10 g，苍术10 g，清半夏10 g，生姜10 g，人参10 g，大枣20 g，桃仁12 g，赤芍10 g，牡丹皮10 g。颗粒剂，7剂，水冲服，每日2次。

三诊：2021年6月7日。患者因失眠就诊，诉近半年未再有明显胸闷、心悸、气短。

🈯 恶寒，时气上冲感，为表证太阳病；口渴，喜饮热水，伴口干舌燥，为里热证阳明病；心下满，烧心，大便2日1行，结合腹诊的腹力强，上腹部满，按之抵抗，为是里热实证的阳明病；腹诊的上腹部满，双侧胸胁部按之抵抗明显，是半表半里"胸胁苦满"症状学的腹诊表现，综合腹力强分析，此半表半里证为阳证，即少阳病；脉滑有力，是实证的脉；舌淡、苔水滑，结合脉学分析，为水饮；综合整体症状反应，辨六经为太阳少阳阳明合病。少阳阳明合病，仲景有大柴胡汤、柴胡加芒硝汤等，以"心下满"为主要症状反应，宜选大柴胡汤。结合下腹按之不适，考虑为瘀血，综合腹诊的虚实分析，选用解表、活血、利水的桂枝茯苓丸。口渴、口干舌燥，为阳明里热，辨药证为生石膏证，故辨方证为大柴胡汤合桂枝茯苓丸加生石膏证。由于方证对应，故疗效显著。二诊依据症状反应、腹诊、舌脉变化调整治疗方药，仅服药14剂，胸闷、心悸症状消失。

五、体会

六经辨证为百病立法，非为"外感"一病，方证经验适用于诸类疾病。经方医学，临证应先辨六经，继辨方证。张仲景在《金匮要略》胸痹病篇记录"平人无寒热，短气不足以息者，实也。"指出胸痹多以本虚标实的"阳微阴弦"出现，但也有实证，临证还需通过舌、脉、症状、腹诊等综合分析，仔细辨识六经、方证，真正做到方证相应，方能治愈疾病。

以上三则验案，虽然都是西医诊断的心血管病变，但从经方医学体系分析，辨六经包含了太阳病、少阳病、阳明病、太阴病、厥阴病等。从方证分析，则涉及柴胡桂枝干姜汤、当归芍药散、薏苡附子散、五苓散、大柴胡汤、桂枝茯苓丸、小柴胡汤等方证。

为何在血管病变中常选用桂枝茯苓丸、当归芍药散等血水同治的方药？长期的方证经验积累认为，血管病变常有瘀血、水饮的病理变化。仲景血水同治的常用方有桃核承气汤、桂枝茯苓丸、当归芍药散等，由实到虚分析，桃核承气汤用于阳明里热实证，多与大柴胡汤合方应用；桂枝茯苓丸用于太阳阳明太阴合病，多与小柴胡汤合用；当归芍药散用于太阴阳明合病的血虚水盛，多与柴胡桂枝干姜汤合用。此三合方，被后学称为"神合三方"，即大柴胡汤合桃核承气汤、小柴胡汤合桂枝茯苓丸、柴胡桂枝干姜汤合当归芍药散，广泛应用于临证，疗效显著。

第十节　慢性前列腺炎

一、西医概述

慢性前列腺炎是成年男性的常见病，主要表现为骨盆区疼痛不适和排尿异常。目前，慢性前列腺炎的病因及发病机制尚未阐明，诊断标准不明确，治疗是经验性的，常用药物为抗生素、α受体阻滞剂、非甾体抗炎药、M受体阻滞剂、植物制剂等，物理疗法包括前列腺按摩、热疗、生物反馈等。多数患者接受过3种以上的疗法，效果往往不能令人满意。

二、中医证治概述

中医无前列腺炎这一病名，依据临床表现，当属"白浊""劳淋""白淫"等病证范畴。1994年，《中华人民共和国中医药行业标准》将前列腺炎命名为"精浊"。古今医家积累了不少经验，多认为其病机是本虚标实，本虚以肾虚为主，可及肝、脾；标实为湿热、气滞、血瘀、浊毒。辨证分为湿热下注、气滞血瘀、脾肾阳虚、阴虚火旺等。治疗以温阳补肾、清热利湿、活血祛瘀为主。医经强调辨病与辨证相结合，抓病机，辨病因，辨脏腑经络，辨证分型，每一证型对应一主方，随证加减。

三、经方论治

我们曾学习前人经验，运用脏腑经络理论和理法方药思维体系，辨证论治，临床有一定收效，但常感疗效不理想。自从学习了胡希恕先生的经方理论体系，用经方治疗慢性前列腺炎，辨证依据患者整体的症状反应，抓六经提纲主证，先辨六经，即病位和病性。前列腺炎有表证，有里证，还有半表半里证；有阳性证，有阴性证。在辨明六经的基础上，继续辨病情的寒、热和虚、实，然后再辨方证，以求得方证对应。经方辨证不囿于西医的诊断和分类，不辨病因及脏腑，前列腺炎症及前列腺液白细胞增高不等于热，排尿异常不能只是利湿，疼痛不仅是气郁血瘀，腰痛更不是肾虚，性功能减退也有虚有实，等等。经方和医经的区别是理论体系不同，辨治方法不同，应用的方药也不同。

四、医案举隅

医案1 某男，70岁，2010年3月2日就诊。

初诊： 患"慢性前列腺炎"多年。会阴潮湿，时有抽痛，尿频，尿细，夜尿3次，晚上起夜后身热、汗出，口干，腰酸膝软，双下肢乏力，"如踩锯末"，下肢及腰部发凉，有时又有灼热感。舌苔白厚腻，脉沉细滑。

［辨六经］太阳阳明太阴合病。

［辨方证］五苓加豆归炭狗汤证。

［处方］桂枝10g，茯苓12g，猪苓10g，苍术10g，泽泻12g，赤小豆15g，当归10g，血余炭10g，狗脊15g。7剂，水煎服。

二诊： 2010年3月9日。诸症减轻，会阴抽痛已止，尚有会阴潮湿，小便细长，夜尿2~3次，腰膝乏力，下身发冷，口干。舌苔白腻，脉沉弦细。

［辨六经］厥阴太阴合病。

［辨方证］栝楼瞿麦去山药合五苓加豆归甘汤证。

［处方］桂枝10g，茯苓12g，猪苓10g，苍术15g，泽泻12g，赤小豆15g，当归10g，天花粉15g，制附子15g，瞿麦10g，炙甘草6g。7剂，水煎服。

三诊： 2010年3月16日。诸症继续好转，小便畅快，腰膝酸软、发凉感明显减轻。舌苔白腻，脉沉弦细。上方制附子改为18g，继服7剂。

四诊： 2010年3月23日。诸症渐不明显，双下肢无力，无明显冷感，夜尿1~2次，会阴不潮。舌苔白，脉沉弦细。上方制附子改为20g，继服7剂。药后无不适，停药。

🔘 初诊，下肢及腰部发凉，即恶寒，为太阳病；口干，为阳明病；小便不利、会阴潮湿、苔白厚腻，为里饮，属太阴病，故辨六经为太阳阳明太阴合病。汗出、身热、口干、小便不利，为外邪里饮，表虚里热，宜五苓散。会阴抽痛、下肢灼热、如踩锯末感，为病入血分，加赤小豆当归散利湿活血，加血余炭祛瘀利小便。腰酸膝软，加狗脊补虚强腰脊。二诊，诸症减，会阴抽痛已，仍小便不利、会阴潮湿、苔白腻，为里饮，属太阴病。腰膝乏力、下身发冷，为下虚寒；

口干，为上热；表不解而小便不利，即为气上冲，当属厥阴病，故辨六经为厥阴太阴合病。下虚寒，上热下寒，里饮夹瘀，表不解，辨方证为瓜蒌瞿麦丸去山药合五苓散合赤小豆当归散加甘草。附子温阳逐湿，振兴沉衰，取效后逐步增加剂量，使下虚寒之沉衰机能逐渐恢复而病愈。

五苓散方证的辨证要点为太阳阳明太阴合病，外邪里饮，气冲水逆，症见脉浮、汗出、口渴、小便不利者。仅发汗或逐饮，则病不除，须解外同时利小便。《伤寒论》第71条："太阳病，发汗后，大汗出，胃中干，烦躁不得眠，欲得饮水者，少少与饮之，令胃气和则愈。若脉浮，小便不利，微热消渴者，五苓散主之。"

《金匮要略·百合狐惑阴阳毒病证治》第13条："病者脉数，无热，微烦，默默但欲卧，汗出，初得之三四日，目赤如鸠眼；七八日，目四眦黑。若能食者，脓已成也，赤小豆当归散主之。"《金匮要略·惊悸吐血下血胸满瘀血病脉证治》第16条："下血，先血后便，此近血也，赤小豆当归散主之。"本方主治太阴病，诸疮有痈脓恶血者。赤小豆祛湿热，排痈脓，当归活血祛瘀。冯世纶教授善用此方，不仅用于治疗肛门疾病，亦常与他方合方治疗泌尿系统疾病和皮肤病等。

《金匮要略·消渴小便不利淋病脉证并治》第10条："小便不利者，有水气，其人苦渴，栝楼瞿麦丸主之。"瓜蒌瞿麦丸的辨证要点为厥阴病，半表半里虚寒，上热下寒，水饮内停，症见小便不利、小腹凉、口渴、脉沉等。方中，附子、山药温下寒，天花粉清上热，茯苓、瞿麦利小便，是肾气丸的变剂。

医案2 某男，63岁，因"肛门坠胀疼痛4月余"于2020年6月15日就诊。

初诊：患者自2020年2月始出现肛门坠胀疼痛，自服中药治疗效不显，3月19日于当地医院行电子结肠镜检查，显示直肠黏膜水肿充血，距肛门约5 cm可见黏膜发红（截石位12~1点），行消痔灵注射，症状无缓解。3月27日结肠镜检查，诊断降结肠息肉（山田Ⅰ型），内镜下钳除术，乙状结肠糜烂，病理诊断：乙状结肠黏膜慢性炎症，降结肠增生性息肉。予左氧氟沙星、头孢地尼片口服，甲硝唑灌肠，仍无改善。转至某三甲中医院肛肠科就诊，予中药灌肠、美沙拉嗪栓外用，症状改善仍不明显。4月17日当地医院B超显示，左侧精索静脉曲张，内径0.35 cm，乏氏动作测内径0.38 cm。前列腺2.6 cm×3.4 cm×2.6 cm，内见强回声，1.49 cm×0.89 cm。前列腺特异性抗原（PSA）正常。给服保列治每日1片。北京大学肿瘤医院PET/CT显示：中下段直肠至肛门可见节段性高代谢，首先考虑为炎症或非特异性摄取；前列腺钙化。考虑前列腺炎可能性大，故转至中日友好医院男科就诊。

刻下症：肛门坠胀疼痛，直肠灼热感，大便不成形，每日1~2次，排便不畅，小腹、会阴胀痛不适，尿频，尿道灼痛，夜尿2~3次，尿不尽，口干、口苦，汗不多，纳尚可，烦躁焦虑，眠欠安，偶有心悸。舌淡红，苔黄腻，脉沉弦。

前列腺指诊：前列腺稍大，质地不均匀，压痛（+）。

化验报告：尿常规（−），前列腺液常规：白细胞5~10/HP、卵磷脂小体（+++），前列腺液培养待报。

［辨六经］太阳少阳阳明太阴合病。

［辨方证］大柴胡合桂枝茯苓加膏草汤证。

［处方］柴胡12 g，黄芩10 g，姜半夏30 g，枳实10 g，白芍10 g，生大黄6 g，桂枝10 g，茯苓15 g，牡丹皮10 g，桃仁10 g，生石膏45 g，炙甘草6 g，生姜3片，大枣4枚。7剂，水煎服。

二诊：2020年6月22日。前列腺液培养：细菌（−）、支原体（−）。肛门坠胀疼痛及直肠灼热感减轻过半，尿灼痛明显减轻，会阴疼痛缓解，时有小腹胀痛，仍尿频，夜尿2次，尿黄，尿不尽，口干口苦已除，不欲饮，纳尚可，大便较畅，日1~2次，偶有心悸，夜间腰酸痛，汗不多。舌淡、苔薄黄、根腻，脉弦、重按无力。

［辨六经］太阳阳明太阴合病。

［辨方证］桂枝加黄苍苓薏蒲汤证。

［处方］桂枝12 g，白芍18 g，炙甘草6 g，苍术15 g，茯苓18 g，生薏苡仁45 g，生蒲黄10 g，生大黄3 g，生姜3片，大枣4枚。7剂，水煎服。

三诊：2020年6月29日，肛门坠胀疼痛继续减轻，大便通畅，每日1~2次，排便后直肠灼热不适，心悸明显，偶有期前收缩，腰背酸痛，易汗出，恶寒轻，鼻干流黄涕，无咽干口干，有时尿频明显，夜尿2次，尿痛已，小腹胀痛时有发作，苔薄黄、根微腻，脉沉弦。

［辨六经］太阳阳明太阴合病。

［辨方证］桂甘龙牡加苍苓芍黄汤证。

［处方］桂枝18 g，炙甘草6 g，苍术15 g，茯苓24 g，生龙骨15 g，生牡蛎15 g，白芍15 g。生大黄3 g。7剂，水煎服。药后肛门直肠灼痛缓解，停药。

🈲 本案初诊，口苦为少阳病；口干、心烦为阳明里热；心悸为气上冲，属太阳病；小便不利为里有停饮，属太阴病。故辨六经为太阳少阳阳明太阴合病。

下腹部胀痛，直肠灼热，肛门坠胀，排便不畅，尿道灼痛，心烦甚，为热结于少阳阳明，宜大柴胡汤；表不解，气上冲，里饮夹瘀，宜桂枝茯苓丸；口干、心烦甚，加生石膏清热除烦；加甘草缓急止痛。辨方证为大柴胡汤合桂枝茯苓丸加生石膏甘草证。二诊，下腹胀痛大减，口苦已，少阳证除。汗出，心悸，腰酸痛，为太阳病；肛门坠胀，直肠热，尿道灼痛，为阳明里热实夹瘀；小便不利，为里饮属太阴病，辨六经为太阳阳明太阴合病。表里同病，表不解，里热实，宜桂枝加大黄汤；小便不利，加茯苓、苍术逐饮利小便；尿道灼痛，加生薏苡仁清热利湿，加生蒲黄散瘀祛湿。辨方证为桂枝加大黄汤加苍术茯苓生薏苡仁生蒲黄证。三诊，排便畅，无口干咽干，尿痛已，肛门坠胀及直肠热减轻，阳明里热已衰；汗出，恶寒，流涕，腰背痛，为太阳病；小便不利，为太阴病里饮；辨六经为太阳阳明太阴合病。表里同病，表不解，气上冲，心悸、期前收缩，宜桂枝甘草龙骨牡蛎汤；加苍术、茯苓利饮，加白芍、大黄泄下里热而治痛。辨方证为桂枝甘草龙骨牡蛎汤加苍术茯苓白芍生大黄证。

《伤寒论》第103条："太阳病，过经十余日，反二三下之，后四五日，柴胡证仍在者，先与小柴胡汤；呕不止，心下急，郁郁微烦者，为未解也，与大柴胡汤下之则愈。"第136条："伤寒十余日，热结在里，复往来寒热者，与大柴胡汤；但结胸，无大热者，此为水结在胸胁也，但头微汗出者，大陷胸汤主之。"第165条："伤寒发热，汗出不解，心中痞硬，呕吐而下利者，大柴胡汤主之。"《金匮要略·腹满寒疝宿食病脉证治》第12条："按之心下满痛者，此为实也，当下之，宜大柴胡汤。"

从以上4条原文可以看出，大柴胡汤是少阳合并阳明，里热实，症见呕不止、心下急、郁郁微烦、心中痞硬、按之心下满痛。阳明里实热壅，以下代清，泄除热邪，故去补中缓急的人参、甘草，加枳实清气分热，消胀破结，治心下坚；加芍药清血分热，缓肌肉挛急，治腹满痛；加大黄攻下泄热。大柴胡汤中的大黄非主攻腑通大便，而以泄热祛邪为目的，故大柴胡汤可治大便硬，又可治下利，又可治呕吐，又可治咳喘。大柴胡汤证的核心是热结于半表半里和里，关键是大黄的使用。大黄苦寒，小量用，走水道，清热祛瘀通淋；中量用，走水谷道，下里热，祛湿，通腑，但泻下力弱；大量用，走谷道，泻下力强，攻下腑实，驱瘀血。

《金匮要略·妇人妊娠病脉证并治》第2条："妇人宿有癥病，经断未及三月，而得漏下不止，胎动在脐上者，为癥痼害。妊娠六月动者，前三月经水利时，胎也。下血者，后断三月，衃也。所以血不止者，其癥不去故也。当下其癥，桂枝茯苓丸主之。"本方主治太阳病合并瘀血证，不仅能治妇女癥病下血，无论男女，凡因瘀血而下血，或瘀血引起的胸腹疼痛、痛有定处，不宜桃核承气汤攻下者，多宜本方。

《伤寒论》第279条："本太阳病，医反下之，因而腹满时痛者，属太阴也，桂枝加芍药汤主之，大实痛者，桂枝加大黄汤主之。"本方为桂枝汤增加了芍药用量，并加入大黄，主治太阳阳明合病，里热实伴表虚证，症见腹满痛、大便不通或里急后重、汗出、恶风者。《伤寒论》第118条："火逆下之，因烧针烦躁者，桂枝甘草龙骨牡蛎汤主之。"主治太阳阳明太阴合病，表虚里热，表不解，饮随冲气上逆，症见胸腹动、汗出恶风、心烦惊悸者。

医案3 某男，26岁，主因"尿痛3月余"于2019年7月11日就诊。

初诊：患者3月前不洁性接触后出现尿痛，晨尿时明显，平时尿道灼热不适，无尿道分泌物，皮肤病与性病科检查后排除性病。服用癃清片、前列欣胶囊等中成药，效果不显，且出现胃痛。刻下症：尿道灼热不适，晨尿时尿痛，尿不尽，夜尿不多，耻骨区胀，阴茎根部疼痛，口干，口苦，纳可，大便2日1行，手足热，汗不多。舌淡苔白，脉细滑。

检查结果：尿常规（－），前列腺液常规：白细胞5~8/HP、卵磷脂小体（+++），淋球菌：（－），衣原体：（－），支原体培养：（－），细菌培养：（－），HIV：（－）。

诊断：慢性前列腺炎。

［辨六经］少阳阳明合病。

［辨方证］四逆散加猪苓泽薏血汤证。

［处方］柴胡12 g，枳实10 g，白芍10 g，炙甘草6 g，猪苓10 g，茯苓12 g，泽泻12 g，生薏苡仁30 g，血余炭10 g。7剂，水煎服。

二诊：2019年7月30日。尿痛减轻，耻骨区胀及阴茎根部疼痛缓解，口干而不苦，大便2日1行，手足热。舌淡苔白，脉细滑。

［辨六经］阳明病。

［辨方证］猪苓汤加薏血黄汤证。

［处方］猪苓10 g，泽泻12 g，茯苓12 g，滑石15 g，阿胶（烊化）10 g，生薏苡仁30 g，血余炭10 g，生大黄6 g。7剂，水煎服。

三诊：2019年8月6日。晨尿尿痛明显减轻，偶觉尿道灼热不适，口干，大便每日1行，手脚热减轻。舌淡苔白，脉细。上方生大黄改为3 g，7剂，水煎服。

四诊：8月13日，尿痛已，偶觉尿道灼热不适，口干，大便每日1行，手热轻。舌淡苔白，脉细。上方去血余炭、生大黄。7剂后，尿道症状消失。

按 本案初诊，口苦，为少阳病；口干，手足热，为阳明病，辨六经为少阳阳明合病。耻骨区胀，不呕，大便不硬，宜四逆散；口干，小便不利，尿道灼痛，阴茎根部疼痛，为湿热互结，宜猪苓汤。尿灼痛明显，为热盛于湿，故去滑石、阿胶加生薏苡仁、血余炭清热散瘀止尿痛。辨方证为四逆散合猪苓汤去滑石、阿胶加生薏苡仁、血余炭证。二诊，口苦已，耻骨区胀及阴茎根部疼痛缓解，无少阳证。口干，手足热，尿痛减，仍为阳明病，续猪苓汤加生薏苡仁、血余炭。大便2日1行，为里热实，加生大黄6g，泄下里热，通利水谷道。辨方证为猪苓汤加生薏苡仁、血余炭、生大黄证。三诊，尿痛及手足热减轻，大便每日1行，里热减，生大黄减为3g。四诊，尿痛已，偶觉尿道灼热不适，手热轻，里热渐衰，去生大黄、血余炭，为猪苓汤加生薏苡仁证。

四逆散由芍药甘草汤和枳实芍药散合方加柴胡组成，故治芍药甘草汤与枳实芍药散的合并证而有柴胡证，即少阳证者。《伤寒论》第318条："少阴病，四逆，其人或咳，或悸，或小便不利，或腹中痛，或泄利下重者，四逆散主之。"本方柴胡、枳实、芍药均为行滞解热药，但柴胡主治胸胁苦满，枳实主治心下坚满，白芍主治腹挛痛，以炙甘草和诸药而缓急迫，主治热壅于半表半里，气郁血滞，症见胸胁苦满、心下痞塞、腹挛痛而急迫者。本方为大柴胡汤去黄芩、半夏、大黄、生姜、大枣加甘草而成。凡形似大柴胡汤证、不呕而不可下者，大多宜本方。

《伤寒论》第223条："若脉浮、发热、渴欲饮水、小便不利者，猪苓汤主之。"猪苓汤主治阳明病，水热互结，津血虚，症见小便不利，或淋痛血尿、口渴欲饮者，常用于治疗泌尿系统炎性疾病。

五、体会

由以上三例验案可知，不论老年人还是青年人，不论体质弱还是体质强，不论病程长还是病程短，凡西医诊断为慢性前列腺炎，经方治疗，不是针对西医所指的炎症，也不是针对脏腑虚损，更不是针对所谓的病因，而是依据患者的症状反应，先辨六经，继辨方证，做到方证对应治愈疾病。经方治疗过程中，不断变化方药，这是因为经方治病的方式方法不是一方到底。服药后症状变了，要据来诊时的症状，重新辨证，先辨六经，再辨方证。理解随证治之，至关重要。

由以上三例还可看到，在不同的时间，症状反应呈现不同的六经证、不同的方证，故治用不同的方药，亦就是说，治验中所用方药，不是专治慢性前列腺炎的，而在临床上，常见的方证还很多，除上述以外，临床还可遇到太阳少阳合病的柴胡桂枝汤证、少阴阳明合病表虚寒里热的二加龙骨牡蛎汤证、厥阴太阴合病津血虚伴里饮的柴胡桂枝干姜汤合当归芍药散证、厥阴病中气虚而急迫的甘草泻心汤证、厥阴病瘀血水毒交互为患的肾气丸证、太阴病寒湿下注的肾着汤证等。临证多六经合病，故常用合方，做到有是证用是方，有是证用是药。

时方治疗慢性前列腺炎，采用辨病与辨证相结合，审证求因，依据前列腺的炎症和前列腺液中白细胞增多而使用苦寒清热解毒药，针对疼痛使用大量活血化瘀药，往往实际效果差，且常会损伤脾胃，导致变证。根据经方理论，疼痛不等于血瘀，外邪不解、湿痹、热盛伤津、里虚寒等均可导致疼痛，辨证须结合整体症状反应，故不能见痛就用活血祛瘀药。排尿异常即小便不利，为里有水饮。《金匮要略·痰饮咳嗽病脉证并治》第15条："病痰饮者，当以温药和之。"痰饮水湿是由于胃虚，胃虚不能将水转化成津液，才会出现停饮。水饮性寒，加之胃虚，所以治疗当用温药和之，温中健胃化饮，这是基本法则。前列腺炎常有热，呈湿热互结，治宜利湿清热，药应选薏苡仁、猪苓、泽泻等甘寒之品，切忌苦寒之品，以防损伤胃气。

第十一节　慢性尿道炎

一、西医概述

慢性尿道炎是临床常见病，男女均可发病。通常是急性尿道炎治疗不及时或不规范转为慢性过程，部分患者隐匿发病。主要表现为尿频，尿急，尿痛，尿道热痒不适，排尿困难，小腹及耻骨区胀痛等。有的患者病情迁延，症状时轻时重；有的患者病情为急性发作和临床缓解交替出现。治疗的策略包括选择抗生素以及剂量和疗程，配合多饮水和对症处理。临床实际看，抗生素治疗的效果不令人满意。

二、中医证治概述

慢性尿道炎属中医"淋证"范畴。淋之名称，始见于《黄帝内经》。隋代巢元方《诸病源候论·淋病诸候》对淋证进行了系统的论述和总结，把淋证分为石、劳、气、血、膏、寒、热七种，并将淋证的病机概括为"诸淋者，由肾虚而膀胱热故也。"后世多宗此说，即淋证的病位主要在肾和膀胱，以肾虚为本，膀胱湿热为标。基本病机是湿热蕴结下焦，肾与膀胱气化不利。初起多实，久病则脾肾亏虚，或虚实夹杂。实证以膀胱湿热为主，治以清热利湿；血尿者，兼以凉血止血。虚证为脾虚、肾虚，或脾肾两虚，治以健脾益气、补益肾气，或脾肾同补。虚实夹杂者，当辨其标本缓急，攻补兼施。

三、经方论治

经方的理论体系不同于医经，不用脏腑经络，而是用八纲理论，先辨六经，再辨方证。六经即三个病位（表、里、半表半里）和两种病性（阴、阳）构成的六类病证。辨六经是以患者整体的症状反应为依据，以六经的提纲为抓手。尿频、尿急和尿痛等排尿刺激症状的病因为"水毒"，是症状反应之一。在辨明六经的基础上，综合水毒及全身其他症状，分析病情的寒热虚实，再辨方证。辨六经是经方辨证的第一步，是辨方证的先决条件，也是经方治病是否有效的关键。有表证，应解表，里有停饮，须解表同时里饮。表虚寒者，须加附子强壮解表。里证，阳明热与水互结，治以清热利饮；里证，太阴虚寒，水饮内停，饮郁化热，治以温中化饮，兼清热利尿。半表半里证，少阳宜和解，厥阴宜强壮和解。《伤寒论》第84条："淋家，不可发汗，汗出必便血。"是说久病淋证的人，则津血虚，再发汗夺其津液，夺汗者亡血，必定要小便便血。此发汗是指麻黄剂，有表证应解表，宜桂枝剂。

四、医案举隅

医案1 某男，34岁，因"排尿困难伴肛门憋胀20年"于2020年12月10日就诊。

初诊：患者自14岁始出现排尿困难，尿等待，严重时需要不断走动和来回抖动20~30秒方能尿出，排尿费力，尿中断多次，尿分叉，尿不尽，无尿痛。尿频，白天1~1.5小时1次，夜间2~3小时1次。排尿时肛门及周围肌肉收缩，憋胀不适，排尿后症状减轻，大便后加重。尿常规白细胞增多，诊断为泌尿系感染、前列腺炎，曾予抗生素及多种中、西药治疗，效果不明显。2020年2月23日尿沉渣：白细胞31/μl（参考值：0~28），2020年9月17日B超检查报告：前列腺3.3 cm×4.1 cm×3.1 cm，回声均匀。

刻下症：尿频，夜尿2~3小时1次，排尿不畅，无尿痛，肛门憋胀，大便不成形，1日2行，怕冷，鼻流清涕，口中和，偶早起时口苦，易出汗，眠多梦，紧张恐惧，背部痤疮。舌苔白腻，脉弦细滑，左寸上鱼际。

［辨六经］太阳阳明太阴合病。

［辨方证］五苓散加豆归桔苡汤证。

［处方］桂枝10 g，茯苓12 g，猪苓10 g，泽泻12 g，苍术10 g，桔梗10 g，生薏苡仁30 g，赤小豆15 g，当归10 g。7剂，水煎服。

二诊：2020年12月18日。仍尿频，排尿困难，肛门憋胀，口干口淡，无口苦，怕冷，出汗多，鼻流清涕减轻，夜尿3小时1次，大便好转。苔白，脉弦细。

［辨六经］太阳阳明太阴合病。

［辨方证］五苓散加豆归苡路汤证。

［处方］桂枝10 g，茯苓15 g，猪苓10 g，泽泻18 g，苍术15 g，生薏苡仁30 g，赤小豆15 g，当归10 g，路路通15 g。7剂，水煎服。

三诊：2021年1月1日。鼻流清涕已，仍尿频、排尿不畅，夜尿3小时1次，四逆，口不渴，肛门憋胀，左小腹坠。苔白，脉细。

［辨六经］太阴病。

［辨方证］肾着汤证。

［处方］干姜18 g，苍术30 g，茯苓15 g，炙甘草6 g。7剂，水煎服。

四诊：2021年1月8日。尿频减轻，排尿不畅，尿意频，肛门憋胀，大便每日6~7行，左口腔起泡，四逆，口中和。苔白，脉细。

［辨六经］太阴阳明合病。

［辨方证］肾着加生薏苡仁路路通汤证。

［处方］干姜18 g，苍术30 g，茯苓15 g，炙甘草6 g，生薏苡仁30 g，路路通15 g。7剂，水煎服。

五诊：2021年1月15日。大便每日2行，夜尿2次，仍小便不畅，午后口渴，手足凉，晚上身冷。苔白，脉细。

［辨六经］太阴阳明合病。

［辨方证］肾着加薏路益螵血余汤证。

［处方］干姜20 g，苍术30 g，茯苓15 g，炙甘草6 g，生薏苡仁30 g，路路通15 g，益智仁10 g，桑螵蛸10 g，血余炭10 g。7剂，水煎服。

六诊：2021年2月5日。排尿不畅好转，尿无力，午后口渴已，汗出多，夜尿2次，身冷已，足凉，大便每日1行。苔白腻，脉弦滑。

［辨六经］太阳阳明太阴合病。

［辨方证］肾着汤加桂甘薏路益螵血泽汤证。

［处方］干姜20g，苍术30g，茯苓15g，炙甘草6g，生薏苡仁30g，路路通15g，益智仁10g，桑螵蛸10g，血余炭10g，桂枝10g，泽泻12g。14剂，水煎服。

七诊：2021年2月26日。排尿明显好转，唯感尿不尽，口中和，汗不多，夜尿1~2次，足凉，大便每日2行。苔白，脉细弦。

［辨六经］太阴病。

［辨方证］肾着加桑螵蛸益智仁汤证。

［处方］干姜10g，苍术15g，茯苓15g，炙甘草6g，益智仁10g，桑螵蛸10g。7剂，水煎服。

八诊：2021年3月6日。大便不成形，每日3行，夜尿1~2次，排尿不畅，肛门胀，鼻流清涕，口中和，苔白，脉细。

［辨六经］太阴病。

［辨方证］肾着加炮姜小茴香桔梗汤证

［处方］干姜10g，苍术15g，茯苓15g，炙甘草6g，生白术15g，炮姜6g，桔梗10g，小茴香10g。7剂，水煎服。

🈯 本案初诊，怕冷，流涕，为太阳病；早起口苦，痤疮，为里热证，即阳明病；小便不利，为里饮，属太阴病。故辨六经为太阳阳明太阴合病。外邪里饮，饮郁化热，易汗出，小便不利，宜五苓散；里热盛，见口苦、痤疮，加薏苡仁清热利尿、解凝排脓，加桔梗排脓；病久及血，背部痤疮，肛门憋胀，加赤小豆当归散，利湿活血排脓。

二诊，便溏及鼻流涕好转，仍怕冷、出汗、口干、排尿不利、肛门憋胀，六经未变，外邪里饮，饮郁化热，上方增加茯苓、苍术、泽泻用量，逐饮清热；加路路通，通利小便；口苦已，去桔梗。

三诊，鼻流涕已，汗不多，排除表证；仍尿频、尿不利，为里饮，口不渴，四逆，无里热，为里阴证，即辨六经为太阴病。里虚寒，湿浊下注，肛门憋胀，小腹坠，尿频，尿不利，口不渴者，宜肾着汤。

四诊，尿频减轻，排尿不畅，尿意频，四逆，口中和，为里虚寒停饮，属太阴病；口腔起泡为里热，属阳明病。辨六经为太阴阳明合病。肛门憋胀，大便次数多，尿频，口中和，为寒湿下注，仍为肾着汤证。加薏苡仁清热利饮，路路通利小便。

五诊，大便每日2行，夜尿2次，小便不畅，手足凉，晚上身冷，苔白，脉细，仍为里虚寒停饮，属太阴病，宜肾着汤。水饮郁化热，小便不利，津不上承见口渴，加薏苡仁、血余炭、路路通清热利尿；加益智仁、桑螵蛸强壮缩尿。故辨六经为太阴阳明合病，辨方证为肾着汤加生薏苡仁、路路通、益智仁、桑螵蛸、血余炭证。

六诊，症减。足凉，即为恶寒，为太阳病；汗出多，为阳明病；夜尿2次，尿无力，苔白腻，为太阴里饮，故辨六经为太阳阳明太阴合病。太阴病，里虚寒停饮，口不渴，夜尿多，宜肾着汤；太阳病，表不解，汗出，宜桂枝甘草汤；饮郁化热，加薏苡仁、泽泻清热利饮，路路通、血余炭通利小便；加益智仁、桑螵蛸强壮缩尿。故辨方证为肾着汤合桂枝甘草汤加生薏苡仁、路路通、益智仁、桑螵蛸、血余炭、泽泻证。

七诊，尿不利明显好转，汗不多，夜尿1~2次，足凉，口不渴，辨六经为太阴病。肾着汤减干姜为10 g，加桑螵蛸、益智仁强壮缩尿，故辨方证为肾着汤加桑螵蛸、益智仁证。

八诊，便溏，小便不利，口中和，辨六经为太阴病。寒湿下注，夜尿多，口不渴，宜肾着汤；大便溏，次数多，加炮姜温里收涩；肛门胀，加小茴香温里散寒止痛；鼻流清涕，加桔梗利咽排脓。故辨方证为肾着汤加炮姜、小茴香、桔梗证。

医案2 某女，78岁，因"尿频、尿痛反复发作30余年"于2020年3月2日就诊。

初诊：患者30多年前出现尿频，尿急，尿痛，无发热及腰痛。尿常规：白细胞增多，可见少量红细胞。诊断为尿道炎，静脉滴注"头孢唑林钠"5天后症状缓解。以后病情反复发作，静脉滴注"头孢唑林钠"或口服"头孢拉定胶囊"有效，10年后改为"头孢拉定胶囊""左氧氟沙星片"和"复方磺胺甲噁唑片"交替口服治疗，能控制症状，但发作频率逐渐增加。近10年，为了预防和减少复发，缓解期给予"呋喃妥因肠溶片"口服，每天1次，100 mg/次，晚睡前服。发作期，口服氟喹诺酮类或头孢菌素类药物。近3年，每年发作2次，服上述药物无效，需要联合2种抗菌药及中药治疗。近半年，多次查尿常规白细胞增多，症状时轻时重，服抗菌药不能控制病情。近2周症状加重，寻求经方治疗。

既往有高血压病史20余年，2008年行膝关节置换术，2012年行阴道前后壁修补术。近半年，久蹲或用力咳嗽时外阴脱出块状物，平卧及休息后可回缩至阴道内，妇科诊断为子宫脱垂、阴道壁膨出，未再行手术。

刻下症：尿频，尿急，尿痛，尿等待，尿中断，尿滴沥，夜尿3次，下腹部胀痛，会阴部坠胀，易汗出，恶寒，肩背疼痛，盗汗，眠差，手足热，咽干，口干渴，晨起口苦，心慌，上半身汗出湿衣，纳可，呃逆，大便不成形，每日2~3

次，便意急，舌质淡红，苔黄腻，脉弦滑。

尿沉渣镜检：白细胞10~12/HP。

［辨六经］太阳少阳阳明太阴合病。

［辨方证］小柴胡合五苓散加黄芪豆汤证。

［处方］柴胡12g，黄芩10g，姜半夏30g，党参10g，生姜15g，大枣20g，炙甘草6g，桂枝10g，茯苓12g，炒苍术12g，猪苓10g，泽泻18g，生薏苡仁30g，生大黄2g，赤小豆15g。7剂，水煎服。

二诊：2020年3月9日。尿痛减轻，夜尿2~3次，大便稀溏，晨起2次，早饭后1次，便意急迫，余症如前，舌淡、苔黄厚腻，脉弦滑。上方去大黄、赤小豆，加白芍15g，血余炭10g。7剂，水煎服。

三诊：2020年4月3日。上方加减共计28剂，下腹痛，会阴部坠胀，尿频，尿不利，夜尿2次，无尿痛，咽干，口干渴，晨起口苦，纳可，胃胀，呃逆，大便稀，每日2~3次，头晕沉，心慌，易出汗，恶寒，受凉后头痛、背痛，手足热，舌质红，苔黄腻，脉弦滑。

［辨六经］太阳少阳阳明太阴合病。

［辨方证］小柴胡合桂枝茯苓加术泽石汤证。

［处方］柴胡15g，黄芩10g，姜半夏30g，党参10g，生姜15g，大枣20g，生石膏45g，赤芍12g，桂枝18g，茯苓15g，炒苍术15g，泽泻18g，牡丹皮10g，桃仁10g，炙甘草6g。7剂，水煎服。

四诊：2020年5月8日。上方加减共计28剂，下腹痛已，白天尿频不明显，夜尿2次，排尿不利，纳可，呃逆，大便稀，每日2~3次，咽干，口干渴，头沉，眼酸胀，身燥热，汗多，后背凉，眠差，盗汗，晨醒时心慌，汗出湿衣，3~5分钟后缓解。舌尖红，苔白腻，脉弦。

［辨六经］太阳少阳阳明太阴合病。

［辨方证］柴胡加龙骨牡蛎去黄铅加石术甘汤证。

［处方］柴胡12g，黄芩10g，姜半夏30g，党参10g，生姜15g，大枣20g，生石膏60g，桂枝10g，茯苓15g，炒苍术15g，生龙骨15g，生牡蛎15g，炙甘草6g。7剂，水煎服。

五诊：2020年6月8日。上方加减共计28剂，夜尿2次，排尿不利，无尿痛及腰腹疼痛，汗出，恶寒，手足热，盗汗，眠差，纳可，胃胀，呃逆，大便不成形，每日2~3次，口干渴，咽干有痰，舌淡、苔白腻，脉弦滑。

［辨六经］太阳少阳阳明太阴合病。

［辨方证］小柴胡合五苓加陈皮汤证。

［处方］柴胡12 g，黄芩10 g，姜半夏30 g，党参10 g，生姜15 g，大枣20 g，炙甘草6 g，桂枝12 g，茯苓15 g，炒苍术15 g，猪苓10 g，泽泻18 g。7剂，水煎服。

六诊：2020年6月15日。夜尿2次，小便不利，尿道热，易汗出，盗汗，晨醒时心慌、汗出湿衣，怕冷怕热，急躁，头痛，背痛，手足热，纳可，呃逆，大便稀溏，每日2~3次，口干口渴，咽干有痰，舌淡苔白腻，脉弦滑。

［辨六经］太阳少阳阳明太阴合病。

［辨方证］柴胡加龙骨牡蛎去黄铅加石术薏甘汤证。

［处方］柴胡12 g，黄芩10 g，姜半夏30 g，党参10 g，生姜15 g，大枣20 g，炙甘草6 g，桂枝12 g，茯苓15 g，炒苍术15 g，生石膏60 g，生龙骨15 g，生牡蛎15 g，生薏苡仁30 g。7剂，水煎服。

七诊：2020年7月13日。请冯世纶教授会诊。尿频，夜尿2次，小便不利，口干，咽干，咳嗽有痰，口渴，欲饮热水，晨起口苦，纳可，食后胃胀，呃逆，大便稀，每日2~3次，小腹凉喜暖，手足热，汗多，恶寒，盗汗，心悸，眠差，舌淡、苔白腻，脉细弦。

［辨六经］太阳少阳阳明太阴合病。

［辨方证］小柴胡合五苓加陈皮炮姜汤证。

［处方］柴胡12 g，黄芩10 g，姜半夏30 g，党参10 g，生姜15 g，大枣20 g，炙甘草6 g，桂枝10 g，茯苓12 g，炒苍术10 g，猪苓10 g，泽泻10 g，陈皮30 g，炮姜10 g。7剂，水煎服。

八诊：2020年8月3日。服上方21天，小腹凉减轻，大便有时成形，每日2次，夜尿2次，尿滴沥，有时尿道热，口干，口渴欲饮，喜热水，咽干，纳可，胃胀减轻，呃逆，手足热，汗多，恶寒，盗汗，舌淡，苔白腻，脉细弦。上方加薏苡仁30 g。7剂，水煎服。

九诊：2020年8月17日。口腔溃疡，小腹及膝盖凉，手足热，咽干，口干，口渴，心烦，出汗多，恶寒，纳可，胃胀，呃逆，大便稀，每日3次，夜尿2次，尿不利，尿道热，舌淡苔白、根腻，脉细弦。

［辨六经］厥阴太阴合病。

［辨方证］半夏泻心合五苓加苡汤证。

［处方］黄芩10 g，黄连3 g，姜半夏30 g，党参10 g，桂枝10 g，茯苓12 g，苍术10 g，猪苓10 g，泽泻15 g，生薏苡仁30 g，姜炭6 g，干姜6 g，大枣20 g，炙甘草6 g。7剂，水煎服。

十诊：2020年9月2日。服上方合计14剂，口腔溃疡已，咽干有痰，咳少，口干，渴甚，欲饮热水，饮水后尿频，夜尿2次，尿道热，汗多，手足热，背冷，小腹凉，纳可，胃胀，呃逆，大便不成形，每日2~3次，舌淡、苔白腻，脉细弦。

［辨六经］太阳少阳阳明太阴合病。

［辨方证］小柴胡合五苓加苡陈皮姜炭汤证。

［处方］柴胡12 g，黄芩10 g，姜半夏30 g，党参10 g，生姜15 g，大枣20 g，炙甘草6 g，桂枝10 g，茯苓12 g，炒苍术10 g，猪苓10 g，泽泻15 g，生薏苡仁30 g，陈皮30 g，姜炭10 g。7剂，水煎服。

十一诊：2020年10月14日。服上方合计28剂，夜尿2次，尿道热减少，大便每日3行，不成形，口干，咽干，喜饮热水，汗出，恶寒，纳可，呃逆，反酸，心悸，舌淡苔白、微腻，脉细弦。

［辨六经］太阳少阳阳明太阴合病。

［辨方证］小柴胡合五苓加薏螵贝姜汤证。

［处方］柴胡12 g，黄芩10 g，姜半夏30 g，党参10 g，生姜15 g，大枣20 g，炙甘草6 g，桂枝10 g，茯苓18 g，炒苍术10 g，猪苓10 g，泽泻10 g，生薏苡仁30 g，海螵蛸12 g，浙贝10 g，炮姜10 g。7剂，水煎服。

十二诊：2020年11月5日。服上方合计21剂，无反酸，小腹凉及尿道热减轻，夜尿2次，大便每日2行，第一次能成形，口干，咽干，口渴喜饮热水，汗出，恶寒，纳可，呃逆，有时心慌，眼干，晨起有眼屎，舌淡苔白、微腻，脉细弦。

［辨六经］太阳少阳阳明太阴合病。

［辨方证］小柴胡合五苓加薏谷姜汤证。

［处方］柴胡12 g，黄芩10 g，姜半夏30 g，党参10 g，生姜15 g，大枣20 g，炙甘草6 g，桂枝10 g，茯苓15 g，炒苍术10 g，猪苓10 g，泽泻10 g，生薏苡仁30 g，谷精草10 g，炮姜10 g。7剂，水煎服。

十三诊：2020年12月9日。服上方合计28剂，小腹凉已，尿道热偶发，夜尿2次，大便每日2行，有时不成形，口干，咽干，口渴喜饮热水，汗出，手足热，背膝怕冷，纳可，呃逆时作，舌淡苔白、微腻，脉细弦。

［辨六经］太阳少阳阳明太阴合病。

［辨方证］小柴胡合五苓加薏赭汤证。

［处方］柴胡12 g，黄芩10 g，姜半夏30 g，党参10 g，生姜15 g，大枣20 g，炙甘草6 g，桂枝10 g，茯苓12 g，炒苍术10 g，猪苓10 g，泽泻18 g，生薏苡仁30 g，代赭石15 g。7剂，水煎服。

服上药后，呃逆减少，小腹凉已，夜尿2次，排尿不利，时有尿道热，大便每日2~3次，第一次成形，腰腹胀痛及会阴坠胀缓解，口干，咽干，口渴喜饮热水，纳可，有时呃逆，易出汗，怕冷，查尿常规白细胞增多，以小柴胡合五苓散加薏苡仁随证加减治疗。

按 本案治疗周期长，限于篇幅，医案记录以方证变化和4周为节点呈现。初诊，二便异常为里证，口干、尿痛为阳明热，小便不利、大便溏为里饮，属太阴病；恶寒、肩背痛为太阳病；咽干、口苦为少阳病。故辨六经为太阳少阳阳明太阴合病。三阳合病治从少阳，口苦、咽干、呃逆、小便不利、大便溏、下腹及会阴疼痛，宜小柴胡汤；汗出、恶寒、口渴、小便不利，为外邪里饮，宜五苓散；大便急迫、尿痛，加少量大黄、薏苡仁、赤小豆，清阳明热，利湿通淋。大便稀溏，故大黄用2 g，走水道，清热通淋，而泻下大便。

服药7天后，尿痛减轻，大便溏泻，疼痛及余症未变，上方去大黄、赤小豆，加白芍、血余炭清血分热，活血止痛。再服28剂，4月3日，尿痛已，但下腹及会阴胀痛未减轻，汗多，口渴甚，心悸，头晕，六经未变，考虑里热盛，气上冲，里饮夹瘀，加桂枝茯苓丸和生石膏，桂枝、茯苓和苍术加量，便溏去猪苓，故辨方证为小柴胡汤合桂枝茯苓丸合五苓散减猪苓加石膏证。再服28剂，至5月8日，疼痛缓解，但六经不变，烦热汗多，盗汗，醒时心慌、大汗出，为少阳阳明热盛，表虚里饮气上冲，辨方证为柴胡加龙骨牡蛎汤减大黄、铅丹加石膏、苍术、甘草证。再服28剂，至6月8日，汗出减少，醒时心慌、大汗出缓解，小便不利，大便溏，胃胀，呃逆，六经未变，辨方证为小柴胡汤合五苓散加陈皮证。服7剂，至6月15日，又出现晨醒时心慌、大汗出，燥热，汗多，尿道热，为里热盛，辨方证为柴胡加龙骨牡蛎汤减大黄铅丹加石膏苍术薏苡仁甘草证。

7月13日，请冯世纶教授会诊，认为辨六经准确，但患者渴喜热饮，大便溏泻，小腹凉喜暖，胃胀，呃逆，为太阴里虚寒明显，辨方证为小柴胡汤合五苓散加陈皮炮姜证。陈皮温中下气止逆，炮姜温中祛寒止利，大便稀，故泽泻用量为10 g。至8月3日，服上方21天，小腹凉减轻，胃胀及大便溏好转，尿道热加薏苡仁。

8月17日，口腔溃疡，口干，咽干，心烦，小腹及膝盖凉，汗出，恶寒，胃胀，呃逆，下利，上热下寒，气上冲，为厥阴病；小便不利，为里饮，属太阴，故辨六经为厥阴太阴合病。厥阴病，口腔溃疡，宜甘草泻心汤，但小便不利，而甘草大量用有碍于小便，选择半夏泻心汤；小便不利，汗出，恶寒，口渴，心烦，为外邪里饮，宜五苓散；尿道热，加薏苡仁清热利湿，故辨方证为半夏泻心汤合五苓散加薏苡仁证。因药房无炮姜，改为干姜、姜炭各6 g。

9月2日，服上方14剂，口腔溃疡已愈，小便不利，大便溏，汗出，恶寒，手足热，咽干有痰，口干渴，胃胀，呃逆，小腹凉，辨六经为太阳少阳阳明太阴合病，辨方证为小柴胡汤合五苓散加薏苡仁陈皮姜炭证。随证加减，治疗至12月9日，小腹凉已，大便有时成形，每日2次，去干姜，以小柴胡汤合五苓散加薏苡仁随证治疗。

五、体会

医案1，幼时发病，缠绵多年不愈，恐不仅仅是泌尿道炎症，经方治病不囿于西医诊断和病因，辨证依据症状反应，先辨六经，继辨方证，随证治之。医案2，高龄，病程长，病情复杂，慢性尿道炎反复发作与女性尿道短、雌性激素水平降低以及子宫脱垂和阴道壁膨出等因素有关。反复使用抗菌药物，治疗效果差，不能控制病情。抗菌药为寒性药，过用必伤胃气，胃弱则正气虚，不能驱邪外出，致正虚邪恋，缠绵难愈。从患者症状看，有表证，有里证，又有半表半里证，虚实错杂，上热下寒，但咽干、口干、口苦、燥热、烦渴、汗多等为阳热证，即半表半里证为阳证，排除厥阴病。阳明和太阴均有下利，口干口渴属阳明，而小腹凉提示太阴里虚寒。前期清阳明热下利无改善，后期加干姜后小腹凉缓解，大便有改善，反证其下利既有阳明也有太阴。

尿道炎的核心症状是排尿异常，即经方之小便不利，究其病因为里有停饮，饮、湿皆水毒之属。《金匮要略·痰饮咳嗽病脉证并治》第15条："病痰饮者，当以温药和之。"胡希恕先生讲解此条文包含两层含义，一是痰饮都是由于胃虚，胃虚才能停饮，胃要好就不停饮，因此治痰饮要调理胃，治胃要用温药；二是水饮性寒，治疗应该用温药，不能随便用寒性泻下药。警示我们，不要以为炎症就是热，而用清热苦寒药。

第十二节　慢性肾炎

一、西医概述

慢性肾小球肾炎简称慢性肾炎，以蛋白尿、血尿、高血压和水肿为基本临床表现。慢性肾炎可发生于任何年龄，但以中青年为主，男性多见。慢性肾炎临床表现呈多样性，个体间差异较大。B超检查早期肾脏大小正常，晚期可出现双肾对称性缩小、皮质变薄。肾穿刺活检可明确病理诊断，对于指导治疗和估计预后具有重要价值。

二、中医证治概述

中医原无肾炎名称，医经及时方多依据慢性肾炎的临床症状，归类于水肿、尿血、慢肾风或虚劳等范畴。其主要病机为本虚标实，本虚在肾，可伴有脾、肺、肝功能虚损，其中以脾、肾虚损为主；标实指一些致病因素和病理产物，如风、寒、湿、热、瘀，其中风邪、湿热、瘀血的影响最大，是本病缠绵难愈、病情进展的关键所在。脏腑理论治疗肾病时多以补肾温阳类药为主，组方大且疗程长，但收效不理想。

三、经方论治

经方认识肾炎，不论是急性还是慢性，有表证者解表，有里证者治里，表里合病者表里同治。在表里合病时，经方治疗又突显其特点，即当太阳阳明合病时，必先解表，不能先治里，或可表里同治。当太阳太阴合病时，又有不同的病情，治有定法，一是当太阳太阴合病里急重时，要急则治里；二是太阳太阴合病里证轻时，可以表里同治；三是当太阳太阴合病又合里饮时，必须表里同治不可单独治表或单独治里。也就是说，经方治肾炎不是专病专方，一方治到底，而是根据患者的症状反应辨证治疗。临床实践证明，经方的这一治病的方式方法，不但能改善症状，亦可使肾功能改善而恢复正常。

四、医案举隅

医案1 某男，63岁，主因"水肿半年余"于1965年7月6日就诊。

患者因慢性肾炎住院治疗3个月效果不佳，尿蛋白波动在（＋）～（＋＋＋），无奈之下要求服中药治疗。刻下症：四肢及颜面皆肿，皮肤灰黑，腹大脐平，纳差，小便量少，汗出不恶寒，舌苔白腻，脉沉细。

［辨六经］太阳阳明合病。

［辨方证］越婢汤方证。

［处方］麻黄12 g，生姜10 g，大枣4枚，炙甘草6 g，生石膏45 g。水煎服。

服药1剂，小便即增多，喜进饮食。继服20余剂，浮肿、腹水消，尿蛋白（－），病愈出院。

按 越婢汤证的辨证要点为太阳阳明合病，水气在表，外邪内热，症见周身浮肿，脉浮，恶风者。《金匮要略·水气病脉证并治》第21条："风水，恶风，一身悉肿，脉浮不渴，续自汗出，无大热，越婢汤主之。"外邪内饮出现水肿称为风水。恶风、脉浮为外邪，一身尽肿为水气，续自汗出无大热，与麻杏石甘汤证的汗出无大热的意思相同，虽有汗出，但津液未至明显虚损故口不渴，此证宜越婢汤主之。本案主用越婢汤治疗，不但使症状消除，亦使尿蛋白消除。

医案2 某女，46岁，主因"水肿5个月"于2012年6月26日就诊。

初诊：患者于2012年初因过度劳累患慢性肾小球肾炎，西医用激素及对症治疗数月，仍全身肿胀，下肢为甚，精神倦怠乏力，不能下床，情绪紧张，尿蛋白（+++~++++），尿潜血（+++），后寻求中医治疗，辗转全国各肾病名家十余处，服药百余剂，仍未见效，甚则经中药汗浴法治疗，大发汗后反增心悸，乏力加重等，患者逐渐失去信心。刻下症：全身水肿，口干，怕风，出汗，全身乏力，腿沉，腰沉，后背痒疹20余年。

[辨六经] 太阳阳明太阴合病。

[辨方证] 越婢减麻黄加豆归苓桂术甘汤证。

[处方] 桂枝10 g，麻黄10 g，炙甘草6 g，生石膏45 g，赤小豆15 g，当归10 g，茯苓12 g，苍术15 g，生姜10 g，大枣6枚。3剂，水煎服。

二诊：2012年6月30日。全身水肿尽退，倦怠乏力减轻，查尿蛋白（+），尿潜血（+++）。患者去公园走一圈，第二天睡醒后浮肿复起，再次卧床，复查尿蛋白（++++），尿潜血满视野，经仔细问诊后，判定为"劳复"，嘱原方再进。

三诊：2012年9月20日。诸症缓解，现感冒咳嗽，乏力，头不晕，眼不胀，面痉，腿沉，大便可，腰酸腰沉，苔白腻，脉滑数。上方加杏仁10 g，生薏仁18 g，7剂。

四诊：2012年10月18日。蛋白尿（+），口干，心慌，眼不胀，小便不多，全身小红疹少许，晚有痒，身怕冷，苔白腻，脉细滑数。

[辨六经] 太阳阳明合病挟饮。

[辨方证] 桂枝加荆防白蒺豆归汤证。

[处方] 桂枝10 g，白芍10 g，炙甘草6 g，荆芥10 g，防风10 g，白蒺藜15 g，赤小豆15 g，当归10 g，生薏仁18 g，生姜3片，大枣4枚。7剂，水煎服。

服药后病情趋于稳定，无不适，但尿蛋白（+），停止治疗，在家休养。

五诊：2013年10月10日。近日现乏力，眼跳，肌肉瞤动，口干，饮水少，大便偏干，1~2天1行，眠可，纳可，月经量少，汗出多，四逆不明显，舌淡略胖大，苔白脉细。

［辨六经］厥阴病。

［辨方证］柴胡桂枝干姜汤合当归芍药散汤证。

［处方］柴胡12 g，桂枝10 g，干姜10 g，天花粉12 g，生龙牡各15 g，黄芩10 g，炙甘草6 g，当归10 g，川芎6 g，白芍10 g，茯苓12 g，泽泻18 g，生白术30 g。7剂，水煎服。

上方服3个月，生化检查全部转阴，一切恢复正常！

按 初诊时怕风、汗出、后背痒，辨为太阳病；口干辨为阳明病；全身乏力、腿沉、腰沉，辨为太阴病，故辨六经为太阳阳明太阴合病。汗出，恶风，口干，全身肿胀下肢为甚，此为外邪里饮，辨方证为越婢汤减麻黄加赤豆当归苓桂术甘汤证。三诊时因感冒、咳嗽，加杏仁以增强解表、行水、降逆止咳的作用，因面痤有上热，加生薏仁清热利湿。四诊时诸症减轻，但又增新症。全身痒疹，心慌，身怕冷，辨为太阳病；口干，脉滑数，为阳明病；小便不利，为里饮。全身痒疹、心慌、脉细为太阳表虚证，宜桂枝汤加荆芥、防风、白蒺藜增强解表止痒功效，加生薏仁清热。五诊时口干、汗出多为上热；大便干、饮水少、舌淡略胖大为下虚寒，辨为寒热错杂之厥阴病。乏力、月经量少、脉细，辨为太阴病。大便干、脉细为阳微结，辨方证为柴胡桂枝干姜汤。月经量少、乏力、脉细为血虚水盛，辨方证为当归芍药散。

桂枝汤加荆芥、防风为桂枝麻黄各半汤的变方，桂枝麻黄各半汤方证见于《伤寒论》第23条："太阳病，得之八九日，如疟状，发热恶寒，热多寒少，其人不呕，清便欲自可，一日二三度发。脉微缓者，为欲愈也；脉微而恶寒者，此阴阳俱虚，不可更发汗、更下、更吐也；面色反有热色者，未欲解也，以其不能得小汗出，身必痒，宜桂枝麻黄各半汤。"本方是小发汗，祛表湿而止痒。胡希恕先生常以桂枝汤加荆芥、防风而代桂枝麻黄各半汤，用荆芥、防风代麻黄，以减少发汗作用而加强止痒的功效，临床治疗发热恶寒、身痒起疹者屡见良效。

柴胡桂枝干姜汤方证见于《伤寒论》第147条："伤寒五六日。已发汗而复下之。胸胁满微结。小便不利。渴而不呕。但头汗出。往来寒热。心烦者。此为未解也。柴胡桂枝干姜汤主之。"此"微结"指津液伤、里虚寒的大便干硬结。柴胡桂枝干姜汤治疗厥阴病上热下寒大便干者。

当归芍药散见于《金匮要略·妇人妊娠病脉证并治》第5条："妇人怀妊，腹中疠痛，当归芍药散主之。"及《金匮要略·妇人杂病脉证并治》第17条："妇人腹中诸疾痛，当归芍药散主之。"以上两条所述的证治不完备，但根据药物组成，本方应有补虚祛瘀养正，利小便而逐水气等诸多功效，不拘于妇科病。临证实践发现，无论男女，凡症见腹痛拘急、头晕心悸、小便不利为血虚水盛者，均有应用本方的机会。

医案3 某男，37岁，主因"腰酸足肿7个月"于2013年9月28日就诊。

初诊：患者7个月前出现腰酸，查尿蛋白（＋），诊为慢性肾炎，足踝肿，易汗出，口中和，纳可，大便如常。苔白脉细。

［辨六经］太阴病。

［辨方证］肾着汤合赤小豆当归汤证。

［处方］干姜18g，茯苓15g，苍术18g，炙甘草6g，赤小豆15g，当归10g。7剂，水煎服。

二诊：2013年10月10日。腰酸减，仍下肢酸胀感，沉重乏力，口中和，夜有盗汗、梦遗，说话感底气不足，晨起下眼睑水肿，蛋白（＋）。苔白脉细。

［辨六经］少阴阳明太阴合病。

［辨方证］二加龙骨牡蛎汤加茯苓苍术汤证。

［处方］桂枝10g，白芍10g，白薇12g，炙甘草6g，川附子15g，生龙骨15g，生牡蛎15g，苍术15g，茯苓15g，生姜15g，大枣4枚。7剂，水煎服。

三诊：2013年11月16日。近无梦遗，盗汗已，但头痛、口干、心烦，尿蛋白（＋），腰酸不明显，膝下胀，踝肿，夜尿4~5次，苔白脉细。

［辨六经］太阳阳明太阴合病。

［辨方证］越婢加术汤证。

［处方］麻黄18g，苍术18g，生石膏45g，炙甘草6，生姜15g，大枣4枚。7剂，水煎服。

四诊：2013年11月30日。头痛已，踝肿已，膝下胀已，夜尿3~4次，口干，有1次梦遗，微盗汗，尿蛋白（＋），苔白，脉细。

［辨六经］少阴太阴阳明合病。

［辨方证］五苓散加龙牡附子汤证。

［处方］桂枝10g，茯苓12g，猪苓10g，泽泻12g，苍术15g，生龙牡各15g，川附子15g。7剂，水煎服。

五诊：2013年12月7日。右腨酸胀，夜尿3次，口中和，无盗汗，苔白脉细。

［辨六经］太阴阳明合病。

［辨方证］肾着汤合芍药甘草汤证。

［处方］苍术18 g，干姜15 g，茯苓15 g，炙甘草6 g，白芍18 g。7剂，水煎服。

六诊： 2013年12月21日。右腨胀减，左牙龈肿痛，近腰膝酸软，右膝盖明显，口苦，夜尿3~4次，苔白脉细。

［辨六经］太阳少阳阳明太阴合病。

［辨方证］柴胡五苓加生石膏汤证。

［处方］柴胡12 g，黄芩10 g，清半夏15 g，党参10 g，炙甘草6 g，桂枝15 g，茯苓12 g，猪苓10 g，泽泻12 g，苍术10 g，生石膏45 g，生姜15 g，大枣4枚。7剂，水煎服。

七诊： 2014年1月11日。尿蛋白（±），夜尿2次，腰腿酸沉，右牙又肿，咽红肿，右颊肿，张口困难，舌尖红，苔薄白，脉沉细数。

［辨六经］阳明太阴合病。

［辨方证］玉女煎加苍术山药汤证。

［处方］生石膏45 g，牛膝10 g，知母15 g，麦冬15 g，干地黄15 g，生山药10 g，苍术18 g。7剂，水煎服。

八诊： 2014年2月15日。尿蛋白（±），牙痛已，头沉已，早起腰酸，口中和，下肢沉，腨胀，眠差，梦遗。苔白，脉细。

［辨六经］少阴阳明太阴合病。

［辨方证］二加龙骨牡蛎汤加苓术汤证。

［处方］桂枝10 g，白芍10，白薇12 g，炙甘草6 g，生龙牡各15 g，川附子15 g，苍术15 g，茯苓15 g，生姜15 g，大枣4枚。7剂，水煎服。

九诊： 2014年3月1日。腰痛不明显，尿蛋白（-）。遂停药。

按 初诊腰酸，足踝肿，口中和，脉细，无明显热象，辨六经为太阴病。因长期腰酸，足踝肿，下肢酸胀，沉重乏力，辨方证为肾着汤证。合用赤小豆当归散增加养正利水作用。二诊时语言无力，盗汗，梦遗，为少阴阳明合病；下肢酸胀，沉重乏力，为太阴病；辨六经为少阴阳明太阴合病。因有梦遗，辨方证为二加龙骨牡蛎汤证，加苓、术利饮。三诊时整体机能有所恢复，未见遗精，但现头痛，辨为太阳病；口干，心烦，为里有热，辨为阳明病；夜尿多，为里饮，属太阴病；故辨六经为太阳阳明太阴合病。外邪未解而水饮内停，见腿胀踝肿，宜越婢加术汤解表利饮。四诊时盗汗、梦遗、口干，辨为少阴阳明合病；夜尿3~4次，辨为太阴病；故辨六经为少阴太阴阳明合病。外邪里饮，口渴，小便不利，宜五苓散；遗精、盗汗，加龙骨牡蛎治里热而固精敛汗。因现少阴证，加附子以振奋机能解表。五诊时盗汗、梦遗等表证已去，有夜尿，口中和，右腘酸胀，辨六经为太阴阳明合病，辨方证为肾着汤合芍药甘草汤证。六诊时出现口苦，同时即有轻微的表证而又有里证，夜尿3~4次，辨六经为太阳少阳阳明太阴合病。三阳合病治从少阳，故以小柴胡五苓加生石膏汤治之。七诊右牙肿，咽红肿，右颊肿，舌尖红，夜尿2次，腰腿酸沉，辨六经为阳明太阴合病，以玉女煎加山药苍术治之。八诊辨证与二诊同。

五、体会

通过以上3则医案，展示了经方治疗慢性肾炎的全过程，治愈肾炎不是一方所能，治疗时不是针对尿蛋白和肾炎，而是依据症状反应，先辨六经，继辨方证，方证对应，使症状消除，疾病随证而解。

值得注意的是，医经以脏腑理论辨证，认为慢性病不属于外感病，而多属内伤虚损病，治多补里。而经方不以外感和内伤分类，辨证依据来诊时的症状，看是否有表证，有表证则解表，重视解表。案1初诊即见表证，不过同时见里证，故表里同治。案3初诊时无表证，治疗时则治里，但二诊时出现了表证则兼顾治表。更值得注意的是，两案例治疗过程中都出现了半表半里证，因此加用小柴胡汤治疗少阳，用柴胡桂枝干姜汤治疗厥阴，做到方证对应而使症状好转，病情能愈。

这里要特别提示，不论是急性肾炎还是慢性肾炎，越婢加术汤是常用方。胡希恕先生对本方做过深入研究，在论述越婢加术汤证时曾感叹："实践证明，本方所主水肿证，亦以肾机能障碍而致者为多，对于肾炎患者的水肿和腹水屡试皆验，尤其令人惊异者，不但水肿消除，而且肾炎本病亦得到彻底治愈。"这在我们的临床实验中得到证实，由此可领悟到"经方治病所以说是理想的原因疗法，是顺应人体抗病机制的原因疗法"。

第十三节　勃起功能障碍

一、西医概述

勃起功能障碍是指男性不能持续获得和维持足够的阴茎勃起以完成满意的性生活。其发生与心理、年龄、肥胖、吸烟、疾病及药物等因素有关。一般治疗包括改变生活方式、性知识指导和治疗相关疾病等，药物治疗以口服磷酸二酯酶-5（PDE5）抑制剂为主，物理治疗包括真空勃起装置和冲击波等，手术治疗包括阴茎假体植入和血管手术。

二、中医证治概述

勃起功能障碍，中医称之为"阳痿"。阳痿作为病名，首见于明代《慎斋遗书》，逐渐被后世医家沿用。中医认为，男性勃起功能与脏腑生理功能密切相关。肾藏精，主生殖，主持调控性功能，肾中精气是男性性功能的物质基础，肾精秉受于先天，培养于后天。肝藏血，司疏泄，调节血量，肝脉过阴器，在性活动时调节阴茎的血液供应，保证阴茎的勃起。肝气调达，气机舒畅，有助于保持正常的性欲和射精功能。心藏神，主血脉，影响着性欲和性意识的产生，推动血脉的运行，保证性活动时血液的供应。脾主运化，为气血生化之源，营润外肾和充养肾精。肺主治节朝百脉，调节全身气血津液的运行，肺肾金水相生。在病理条件下，脏腑功能失调会导致阳痿。治疗阳痿依据脏腑理论，审证求因，辨病与辨证相结合，围绕主要病机，分型证治。普遍认为，阳痿的基本病机为肾虚、肝郁、血瘀，治法以补肾、疏肝、活血为主。经方治阳痿不同于时方的理论体系和辨证思路。

三、经方论治

经方治阳痿，是辨证施治而不是辨病论治。阳痿只是临床症状表现之一，治疗要根据患者全身症状，先辨六经，即辨清病性属阴还是属阳；辨明病位是在表还是在里，还是在半表半里。六经既明，治疗有了大法，具体治疗要继辨方证。经方治疗不只是着眼于改善勃起功能，而是关注患者整体机能的恢复和提振，这是经方通治方法的具体运用。临床实践发现，阳痿可见六经病，如太阳阳明合病的桂枝加龙骨牡蛎汤证、少阳病的四逆散证、少阳阳明合病的大柴胡汤证、少阴阳明合病的二加龙骨牡蛎汤证、厥阴太阴合病的柴胡桂枝干姜汤合当归芍药散证、太阴病的肾着汤证等。

四、医案举隅

医案1 某男，53岁，主因"勃起不坚1年"于2015年6月5日就诊。
初诊：患者近1年性功能下降，勃起不坚，精液少，易汗出，盗汗，口干，纳可，夜尿1~2次，大便可，足凉。苔白，脉细。

［辨六经］少阴阳明太阴合病。

［辨方证］二加龙骨牡蛎汤加苓术汤证。

［处方］桂枝10 g，白芍10 g，白薇12 g，炙甘草6 g，苍术15 g，生龙骨15 g，生牡蛎15 g，茯苓15 g，川附子18 g，生姜3片，大枣4枚。7剂，水煎服。

二诊：2015年6月12日。盗汗明显减少，足凉，夜尿1次，口干略减。苔白中小剥，脉细数。上方川附子加量至20 g，7剂。

三诊：2015年7月24日。足凉减，自感勃起正常，精液少，口干，盗汗。苔白剥，脉细。上方川附子减量至15 g，7剂。

🖐 患者易出汗，足凉，勃起不坚，为少阴表虚寒；口干，为阳明里热；夜尿多为里饮，属太阴，故辨六经为少阴阳明太阴合病，辨方证为二加龙骨牡蛎汤加苓术汤证。

《金匮要略·血痹虚劳病脉证并治》第8条："夫失精家，少腹弦急，阴头寒，目眩，发落，脉极虚芤迟，为清谷、亡血、失精，脉得诸芤动微紧，男子失精，女子梦交，桂枝龙骨牡蛎汤主之。"方后注："《小品》云：虚弱浮热汗出者，除桂，加白薇、附子各三分，故曰二加龙骨汤。"桂枝加龙骨牡蛎汤治疗汗出过多、失精及久病等致津液虚，上实下虚，上热下寒。下虚寒则少腹弦急、阴头寒；上浮热则目眩、发落。桂枝汤甘温健胃，益津液，调营卫，和气血；加龙骨、牡蛎清阳明虚热、敛浮越、止动悸、安神志、固精气。二加龙骨汤又名二加龙骨牡蛎汤，治疗津血虚甚，陷于阴证，下寒上热，无气上冲者。附子温中、散寒、逐湿，振兴机能之沉衰，伍生姜解少阴之表邪；白薇清阳明虚热。胡希恕教授用二加龙骨牡蛎汤常不去桂枝，取其解表降冲逆作用，以止胸腹动悸、头晕。夜尿多，加苓、术利饮。

二诊，患者盗汗显减，夜尿减少，仍足凉，勃起亦未见改善，表虚寒未解，六经不变，增加附子用量，以温阳祛寒、强壮机能。三诊，足凉减，勃起正常，但精液仍少，附子减量至15 g续进。

医案2 某男，44岁，主因"勃起不坚2月"于2019年8月13日就诊。

初诊：患者近2月欲生育二孩，性生活时阴茎勃起不坚，在女方排卵期间有时不能勃起，或勃起不能持久，不能完成射精，晨勃消失。

刻下症：勃起障碍，头晕沉，乏力，眼睛干涩，口苦，口味重，不欲饮，纳差，食后胃胀，有时恶心，大便黏滞不成形，每日1~2行，夜尿0~1次，手足热，汗出不多，微恶寒，眠欠安。舌质淡，苔薄黄、微腻，脉细。

既往史：慢性前列腺炎10余年。

[辨六经] 太阳少阳太阴合病。

[辨方证] 小柴胡加苓桂术陈谷汤证。

[处方] 柴胡12 g，黄芩10 g，姜半夏30 g，党参10 g，陈皮30 g，桂枝10 g，苍术15 g，茯苓15 g，谷精草12 g，炙甘草6 g，生姜3片，大枣4枚。7剂，水煎服。

二诊：2019年8月22日。偶有晨勃，硬度好，但性生活时勃起硬度较差，能完成阴道内射精，口苦，恶心，手足热，胃胀，头沉减轻，仍口味重，纳差，大便黏滞不成形，每日1~2行，眼干涩，视物模糊。舌苔薄黄、根腻，脉细。上方继服7剂。

8月30日微信回访，晨勃硬度好，性生活勃起正常，仍眼干，手心热，偶有胃胀，晨起口苦、头沉，刷牙时觉恶心，食欲好转。

按 首诊，微恶寒为太阳病，口苦、眼干为少阳病，手足热为阳明病，不欲食、纳差为太阴，故辨六经为太阳少阳太阴合病。治用小柴胡合苓桂术甘加陈皮谷精草。《伤寒论》第99条："伤寒四五日，身热、恶风、颈项强、胁下满、手足温而渴者，小柴胡汤主之。"微恶寒、头晕沉、不欲饮、胃胀、大便黏为外邪不解，里有停饮，冲气上逆，治宜苓桂术甘汤。《伤寒论》第67条："伤寒，若吐若下后，心下逆满，气上冲胸，起则头眩，脉沉紧，发汗则动经，身为振振摇者，茯苓桂枝白术甘草汤主之。"第160条："伤寒吐下后，发汗，虚烦，脉甚微，八九日心下痞硬，胁下痛，气上冲咽喉，眩冒，经脉动惕者，久而成痿。"气冲饮逆，动惕经脉，出现身为振振摇，并可致痿，肢体不用，抑或阳器不用。苓桂术甘汤降气冲，祛水饮。纳差、食后胃胀加陈皮，眼睛干涩加谷精草。

医案3 某男，33岁，主因"勃起困难1月余"于2019年4月3日就诊。

初诊：患者1个多月前出现勃起硬度下降，2周前加重，能插入，但中途疲软。前医给予他达拉非、复方玄驹胶囊和麒麟丸治疗，服用他达拉非1次后眼睛发胀，故停用。服以上中成药后勃起功能愈加下降，近3天又出现口干、口渴、流鼻血。

刻下症：勃起不坚，勉强插入，不能完成射精即疲软；性欲可，自觉晨勃差。口干、口苦、口渴，欲饮大量冷水，汗多，怕热，尿黄，阴囊潮湿，心烦眠差，胸胁胀闷，纳可，但食后胃胀，大便干，2~3日1行。舌质红，苔黄腻，脉弦滑有力。

　　［辨六经］少阳阳明合病。

　　［辨方证］大柴胡加石膏甘草汤证。

　　［处方］柴胡15 g，黄芩10 g，姜半夏10 g，枳实10 g，白芍10 g，生大黄6 g，生石膏45 g，生姜15 g，大枣15 g，炙甘草6 g。7剂，水煎服。

　　二诊：2019年4月10日。自觉晨勃恢复，硬度4级，尝试1次性生活，能完成射精，口干、口苦、口渴明显减轻，出汗减少，怕热不明显，胸胁胀闷及胃胀缓解，大便正常。告知患者此为心理性勃起功能障碍，性生活既然成功就不需继续吃药。

　　1个月后携家属特来致谢，诉性生活恢复正常。

　　按　口苦、胸胁满为少阳病；口干、欲饮大量冷水、恶热为阳明病；辨六经为少阳阳明合病。少阳阳明里热实，胸胁胀闷，心烦，大便硬，宜大柴胡汤；加生石膏清热除烦，炙甘草缓急，故辨方证为大柴胡汤加石膏甘草证。《伤寒论》第103条："太阳病，过经十余日，反二三下之，后四五日，柴胡证仍在者，先与小柴胡汤；呕不止、心下急、郁郁微烦者，为未解也，与大柴胡汤下之则愈。"

　　医案4　某男，33岁，主因"勃起困难半年"于2020年5月18日就诊。

　　初诊：患者近半年来性生活时勃起缓慢，且硬度较差，逐步发展至插入困难，或插入后勃起不能维持至射精。近2月性生活不能勃起，晨勃消失，偶见夜间勃起，硬度2级，很快疲软。

　　刻下症：阳痿，身汗不多，手汗多，手足热，口苦，眼干，口不渴，腰酸，易疲劳，精神差，纳可，无腹胀及腹痛，大便不干，每日1行，夜尿不多，舌淡红苔白，脉细弦。

　　［辨六经］太阳少阳阳明合病。

　　［辨方证］四逆散合桂枝加龙骨牡蛎汤证。

　　［处方］柴胡12 g，枳实10 g，白芍10 g，炙甘草6 g，桂枝10 g，生牡蛎15 g，生龙骨15 g，生姜15 g，大枣20 g。14剂，水煎服。

　　二诊：2020年6月8日。时有晨勃，硬度3级，性生活仍勃起硬度差，插入困难，口苦，眼干涩，耳鸣，胸闷，精神较差，乏力，容易疲劳，手足热，手出汗，口不渴，纳可，二便调，苔白，脉细弦。

　　［辨六经］太阳少阳阳明太阴合病。

　　［辨方证］四逆散合桂枝加龙骨牡蛎汤加术苓蜈汤证。

〔处方〕柴胡12 g，枳实10 g，白芍10 g，炙甘草6 g，桂枝10 g，生牡蛎15 g，生龙骨15 g，生姜15 g，大枣20 g，苍术15 g，茯苓15 g，蜈蚣2条。14剂，水煎服。

按 初诊腰酸为太阳病；口苦，眼干，为少阳病；手足热，为阳明病；辨六经为太阳少阳阳明合病。少阳病，不呕，阳痿，宜四逆散；手汗多，腰酸，易疲劳，精神差，为表虚里热，汗出津伤，机能沉衰，宜桂枝加龙骨牡蛎汤，故辨方证为四逆散合桂枝加龙骨牡蛎汤证。《伤寒论》318条："少阴病，四逆，其人或咳，或悸，或小便不利，或腹中痛，或泄利下重者，四逆散主之"。四逆散证，为热壅气郁，形似大柴胡汤证，不呕且不可下者。本方治阳痿效佳。二诊见胸闷、耳鸣为里饮伴气上冲，为里有水饮，辨六经为太阳少阳阳明太阴合病。加苍术、茯苓利饮，取苓桂术甘汤义。加蜈蚣，强壮机能。

医案5 某男，40岁，主因"勃起障碍1年半"于2020年9月21日就诊。

初诊：患者近1年半性生活勃起困难，需用手刺激方能勃起，硬度较差，尚能完成性生活，晨勃少，尿频，尿不尽，夜尿0次，口苦，口渴，纳可，大便干，1~3日1行，出汗多，盗汗，足凉，神疲，乏力，眠安，耳屎多，右肩痛，舌淡，苔白微腻，脉细。

既往糖尿病史10年。

〔辨六经〕厥阴太阴合病。

〔辨方证〕柴胡桂枝干姜合当归芍药散加蜈蚣汤证。

〔处方〕柴胡12 g，黄芩10 g，天花粉12 g，生龙骨15 g，生牡蛎15 g，炙甘草6 g，桂枝10 g，干姜10 g，当归10 g，川芎6 g，白芍10 g，生白术50 g，泽泻12 g，茯苓12 g，蜈蚣2条。7剂，水煎服。

二诊：2020年9月28日。晨勃硬度好转，性生活时勃起不坚，大便不干，每日1行，出汗及盗汗减少，精神好转，右肩痛减轻，口苦，口渴，脚凉，夜尿0次，耳屎多，舌淡苔白，脉细。上方蜈蚣加至3条，14剂。

按 初诊口苦、足凉、脉细，六经辨证为厥阴病，上热下寒；勃起不坚、神疲乏力、口渴为津液虚的机能沉衰，大便干为半表半里及里的下寒津液伤的"阳微结"，辨方证为柴胡桂枝干姜汤。《伤寒论》第147条："伤寒五六日，已发汗而复下之，胸胁满，微结，小便不利，渴而不呕，但头汗出，往来寒热，心烦者，此为未解也，柴胡桂枝干姜汤主之。"厥阴病，半表半里阴证，津血虚，上热下寒。柴胡桂枝干姜汤温下寒而清上热，理中并解外。尿频、尿不尽视为小便不利，为里有水饮，属太阴。津血虚夹里饮，宜当归芍药散。加蜈蚣，强壮机能，促勃起。故辨六经为厥阴太阴合病，辨方证为柴胡桂枝干姜汤合当归芍药散加蜈蚣汤证。二诊晨勃好转，大便正常，仍口苦、口渴、汗出、盗汗为上热，足冷、阳痿、尿频、精神差为下虚寒，辨六经为厥阴病。小便不利，苔腻为里饮，属太阴。六经未变，蜈蚣加量，振奋沉衰机能。

五、体会

经方治阳痿，与时方的辨证思路明显不同。时方辨证采用脏腑理论，归纳总结出阳痿的基本病机，针对病机，确定治法，分型论治，随症加减。经方辨证，是以患者的症状反应为根据，患者主诉并非辨证的主症，阳痿只是整体病证的症状之一，从全身症状反应辨六经和辨方证，通治方法，随证治之，无专病专方。以上医案可见，患者的六经和方证是不相同的，方证对应是治疗有效的根本保证。从治疗效果看，随着全身症状的改善，勃起功能也会恢复。

临床实验发现，治疗阴证之阳痿，非附子不能振兴沉衰机能，用量宜大，并依据虚寒症状及机能沉衰的程度调整剂量。应当注意的是，阳痿多与泌尿系慢性炎症有关，经方治疗这类炎症多须茯苓、白术、附子温阳利饮，故亦不可轻视苓术治阳痿的作用。另外，临床还常用韭菜子，性温，强壮振奋机能；狗脊，性温，强壮补虚，强腰脊，祛寒湿，振奋机能；桑螵蛸、金樱子性平，强壮固精缩尿；蜈蚣强壮机能，振衰起痿。这些药物可适用于阳痿属虚寒证者，不可用于里热实者。

第十四节 早 泄

一、西医概述

早泄是男科常见病，具体的定义尚有争议，但总体上包括三个要素：射精过快、缺乏射精控制能力、对患者及其伴侣造成心理困扰。治疗包括药物治疗、心理行为治疗、外科手术治疗。药物以5-羟色胺再提取抑制剂（SSRI）为主，包括按需服用和规律服用。心理行为治疗在国内外很受重视，但实际操作难度大。外科手术治疗，适应证较窄，争议较大。患者往往接受过西药、中药等多种治疗方法，疗效不能令人满意。

二、中医证治概述

中医无早泄病名，一般将本病描述为"未交即泄或乍交即泄"，并提出"鸡精"之名。中医时方从脏腑辨治早泄，认为精液的藏泄与心、肝、肾有关，其制在心，其藏在肾，其动在肝，肝失疏泄、心脾两虚、肾失封藏、相火扰动、湿热侵扰均可致精关不固。辨证分型为肾气不固、阴虚火旺、心脾两虚、心肾不交、肝火亢盛、湿热下注等，每一证型对应一主方，随证加减。

三、经方论治

临床实践发现，采用脏腑辨证，各证型之间的区别比较模糊，疗效不甚理想。根据胡冯经方体系的理论，辨证依据患者整体的症状反应，问诊更加细致全面，辨证相对客观，臆断推测的成分较少。先辨六经，继辨方证，续辨药证，有是证用是方，临床实际操作更加简明。经方辨证没有先入为主，不因为早泄的病名而囿于心、肝、肾，而是把早泄视为一个症状，更重视整体的症状反应，尤其是对辨六经有意义的症状。

四、医案举隅

医案1 某男，30岁，主因"射精快伴勃起不坚4年。"于2021年3月31日就诊。

初诊：患者4年前无明显诱因出现射精快，继而勃起硬度下降，有时中途疲软。间断服用他达拉非、盐酸舍曲林等治疗，效果时好时差，且有头晕、恶心等不良反应，遂要求中医治疗。

刻下症：射精快，潜伏期约2分钟，勃起不坚，性欲一般，性生活每月2次，口干唇干，容易面部生痤疮及口腔溃疡，偏怕热，出汗较多，饮水较多，饮水及劳累后尿频，尿色偏白，夜尿1~2次，烦躁，眠差，精神不振，时腰酸，受凉易鼻塞。舌质偏润、边尖红、苔略腻，脉弦细。

[辨六经] 厥阴太阴合病。

[辨方证] 柴胡桂枝干姜合当归芍药加姜蜈远汤证。

[处方] 柴胡12 g，黄芩10 g，天花粉15 g，生龙骨15 g，生牡蛎15 g，桂枝15 g，干姜12 g，生姜15 g，当归10 g，白芍10 g，川芎6 g，茯苓20 g，苍术15 g，泽泻12 g，蜈蚣2条，远志10 g，炙甘草6 g。14剂，水煎服。

二诊：2021年4月15日。性功能改善，射精潜伏期约3分钟，能勉强完成性生活，尿频减轻，无夜尿，出汗及口干明显减轻，唇略干，睡眠好转，无明显心烦，面痤及口腔溃疡消失，仍有腰酸，略鼻塞。舌略润，脉沉细。

［辨六经］太阳阳明太阴合病。

［辨方证］五苓散加益螵薏乌汤证。

［处方］桂枝12 g，茯苓20 g，苍术15 g，猪苓12 g，泽泻12 g，桑螵蛸15 g，乌药10 g，益智仁10 g，生薏苡仁20 g。14剂，水煎服。

三诊：2021年4月30日。射精潜伏期5~10分钟，勃起基本正常，性欲好转，性生活每周2~3次，无明显排尿症状，口中和，腰酸减，自觉无明显怕冷怕热，但触及腰膝部位有凉感，无鼻塞。舌淡、苔薄白，脉沉细。

［辨六经］太阴病。

［辨方证］肾着汤加桑螵蛸汤证。

［处方］茯苓20 g，苍术15 g，干姜15 g，炙甘草6 g，桑螵蛸15 g。14剂，水煎服。

服药后，微信反馈无明显异常症状。

按 初诊，口干、唇干、面痘、口糜、偏怕热、出汗较多、受饮水、烦躁眠差、舌边尖红为上热，但热像不重且多为孔窍之热，考虑是半表半里之热；性功能下降、尿色白、精神不振、腰酸、脉细为下虚寒机能沉衰，故为半表半里寒热错杂之厥阴病；尿频、夜尿、舌质润、苔腻为里饮，属太阴；辨六经为厥阴太阴合病。辨方证为柴胡桂枝干姜汤合当归芍药散加生姜、蜈蚣、远志汤证。加蜈蚣强壮机能，生姜解表（受凉鼻塞），远志安神志。二诊，腰酸、鼻塞、出汗考虑太阳表虚证；尿频、舌润、脉沉为里饮，性功能下降为机能沉衰，属太阴病；口干、唇干为考虑水饮日久郁而化热，属阳明里热；故辨六经为太阳阳明太阴合病。用五苓散解表，兼治内有停饮化热的外邪里饮化热证。加乌药、益智仁、桑螵蛸增加温里收涩之功，生薏仁清阳明热，兼佐制温药之燥。三诊，腰酸、口中和、腰膝部位有凉感、舌淡、脉沉细为太阴里虚寒；无鼻塞，不考虑表；无口干唇干，排除阳明；辨六经为太阴病。《金匮要略·五脏风寒积聚病脉证并治》第16条："肾着之病，其人身体重，腰中冷，如坐水中，形如水状，反不渴，小便自利，饮食如故，病属下焦，身劳汗出，衣里冷湿，久久得之，腰以下冷痛，腹重如带五千钱，甘姜苓术汤主之。"肾着汤温中逐饮，治太阴病腰以下冷痛、尿频、口不渴者。该患者腰酸、下半身凉、口中和，宜肾着汤，加桑螵蛸增加温太阴强壮收涩之功。

医案2 某男，35岁，主因"射精快5年"于2019年3月17日就诊。

初诊：患者5年前性生活时间逐渐变短，目前射精潜伏期1~2分钟，勃起硬度较差，自诉信心全无，逃避性生活，每月不足1次。心烦，眠差，身上怕热，手热足冷，手足出汗但身上不出汗，口中和，受凉易腹泻，右侧胁肋部胀满，腹胀矢气，大便黏不成形，每日3~4次。舌淡、苔薄白，脉细数。

［辨六经］厥阴病。

［辨方证］甘草泻心加龙牡螵胶地汤证。

［处方］炙甘草12 g，黄连4 g，黄芩6 g，姜半夏15 g，干姜15 g，党参10 g，大枣20 g，生龙骨15 g，生牡蛎15 g，桑螵蛸15 g，阿胶10 g，生地黄15 g。14剂，水煎服。

二诊：2019年4月1日。自觉阴茎头敏感度明显降低，射精潜伏期5~6分钟，勃起硬度略差，腹胀矢气缓解七成，无胁肋部胀痛，心烦失眠好转，手热脚冷不明显，无身热，出汗显减，阴囊潮湿坠胀，大便成形，每日1行。舌淡有齿痕、苔腻，脉沉。

［辨六经］太阴阳明合病。

［辨方证］肾着汤加薏陈螵蜈汤证。

［处方］炙甘草10 g，干姜12 g，茯苓20 g，苍术15 g，桑螵蛸15 g，生薏仁20 g，陈皮30 g，蜈蚣1条。14剂，水煎服。

🐝 初诊，心烦眠差，身热手热，手足出汗，脉数，为上热；口中和，受凉腹泻，腹胀矢气，足冷，大便不成形、次数多，舌淡、苔薄白，脉细，为下虚寒，辨六经为厥阴病。厥阴病，大便一日多次及腹胀，宜甘草泻心汤。《伤寒论》第158条："伤寒中风，医反下之，其人下利，每日数十行，谷不化，腹中雷鸣，心下痞硬而满，干呕，心烦不得安。医见心下痞，谓病不尽，复下之，其痞益甚。此非结热，但以胃中虚，客气上逆，故使硬也。甘草泻心汤主之。"胁胁部胀满为水饮停滞，类似心下痞，非柴胡证。汗出津血伤兼有心烦，加龙骨牡蛎清热敛津安神；加阿胶、生地养津血助清虚热，即黄连阿胶汤方义；加桑螵蛸温下寒，强壮机能。二诊，阴囊潮湿坠胀、腹胀矢气、舌淡有齿痕、苔腻、脉沉为太阴病；汗出、心烦、失眠为阳明里热，辨六经为太阴阳明合病。阴囊潮湿坠胀、腹胀矢气，类似腰以下冷痛，且口中和，宜肾着汤。桑螵蛸增加温太阴强壮收涩之功，陈皮增加理气功效，蜈蚣起痿通络。略有上热，兼轻微阳明证，加少量生薏仁清里热，佐制温药之燥烈。

医案3 某男，36岁，主因"射精快10年"于2021年1月27日就诊。

初诊：患者自10年前结婚即出现早泄，射精潜伏期1~2分钟，伴尿频，尿分叉，夜尿2次，口中和，怕冷，四逆，出汗多，腰酸疼，乏力，情绪差，睡眠差，大便不成形，4~5次/日。舌润边尖红，脉略浮。

［辨六经］少阴阳明太阴合病。

［辨方证］桂枝加附苓参干术山麦味螵汤证。

［处方］桂枝12 g，白芍10 g，苍术15 g，茯苓20 g，党参10 g，干姜15 g，白附片15 g，麦冬20 g，五味子10 g，山药15 g，桑螵蛸10 g，生姜20 g，大枣20 g，炙甘草6 g。14剂，水煎服。

二诊：2021年2月10日。约一半性生活的射精潜伏期3~5分钟，仍尿频，尿分叉，夜尿0~1次，怕冷、四逆、出汗、腰酸、乏力减轻，情绪及睡眠改善，口中和，大便每日2~3次。舌偏润，脉细。六经不变，上方增桂枝15 g，白附片18 g，干姜18 g，桑螵蛸15 g，加上生龙牡各15 g。14剂，水煎服。

三诊：2021年2月24日。射精潜伏期5~10分钟，尿频、尿分叉减轻，无明显腰酸乏力，怕冷已，手足温，出汗反较前多，情绪差，易怒，眠差，口中和，大便每日1~2次。舌润、边尖红，脉弦细数。

［辨六经］少阳阳明太阴合病。

［辨方证］四逆散加连胶鸡龙牡地萸螵汤证。

［处方］柴胡12 g，枳壳10 g，白芍10 g，炙甘草6 g，生龙骨15 g，生牡蛎15 g，黄连4 g，黄芩6 g，阿胶10 g，生地黄15 g，山萸肉10 g，桑螵蛸10 g。14剂，水煎服。

药后微信反馈，性生活时间正常，仅稍有尿频。

按 初诊怕冷、出汗多、腰疼、脉略浮为表虚，四逆、乏力考虑陷入阴证，故为少阴病；尿频、尿分叉、夜尿2次，口中和，怕冷，腰酸，大便不成形次数多，舌润，考虑为太阴里虚寒挟饮；情绪差、眠差、舌边尖红，考虑里寒饮日久郁而化热，为阳明。辨六经为少阴阳明太阴合病。《伤寒论》第20条："太阴病，发汗，遂漏不止，其人恶风，小便难，四肢微急，难以屈伸者，桂枝加附子汤主之。"太阴里虚寒，四逆，下利，当服四逆辈，又有小便不利，宜茯苓四逆汤。《伤寒论》第69条："发汗，若下之，病仍不解，烦躁者，茯苓四逆汤主之。"结合四逆汤、四逆加人参汤条文去理解。麦冬养津液清阳明热，五味子增加固涩强壮作用，合党参有后世生脉散方义；下利严重，苍术、山药、桑螵蛸增加温运太阴水湿、收涩强壮之力。二诊，非守方，而是通过症状反应，辨六经不变，随证治之。三诊，症状反应发生较大的变化，六经随之变化，情绪差、易怒、舌边尖红、脉弦，为少阳病；眠差、出汗、手足温、舌边尖红，为阳明病；口中和、舌润、脉细，为太阴病；辨六经为少阳阳明太阴合病。少阳病，无呕及心下痞，大便多，宜四逆散，出自《伤寒论》318条："少阴病，四逆，其人或咳，或悸，或小便不利，或腹中痛，或泄利下重者，四逆散主之。"眠差、心烦易怒之阳明病，手足温而不热，汗不多，口不干，未到白虎汤之里热程度，宜黄连阿胶汤。《伤寒论》第303条："少阴病，得之二三日以上，心中烦，不得卧，黄连阿胶汤主之。"龙骨、牡蛎增加固涩安神之功；山萸肉、桑螵蛸固涩强壮治里虚寒。

五、体会

从上述三则医案可以看出，经方治疗早泄，不用病因、脏腑经络辨证，不是论其因，而是采用六经八纲辨证，治病论其证，很少使用脏腑经络术语，处处着眼于阴阳表里寒热虚实。患者服药后证减，复诊时要重新辨六经和方证，选用更适合当前症状反应的方药，不是一方到底。不同患者病情不同，症状反应不同，选用的方药更是不同。经方治疗早泄，不是专病专方，也不是效不更方。医案只是示之以法，临床实际多为合病，宜多方合用，变化无尽，依据症状反应，随证治之，无定法亦无定方！

在判断疗效方面，经方治疗着眼于改善整体机能，而不囿于射精时间长短，随着机体整体功能改善，人体阴阳协调，性功能自然会逐步改善，而且这种重视整体的治疗理念，其远期疗效更好。

从用药经验上，强调附子的重要性。附子有强壮作用，最能振奋沉衰之机能，适用于阴证之早泄，较后世补肾壮阳类药物效果更直接。以前常叠加使用各种补肾药物，效果并不尽如人意，现在体会到逐渐增加附子用量，对于虚寒患者效如桴鼓。同时，吸取后世的一些用药思路，治疗早泄常加固涩药，但应该分清寒热虚实，强调药证，在辨八纲的前提使用。如同属于固涩类药物，龙骨、牡蛎适用于虚热证，桑螵蛸适用于虚寒证，五味子、金樱子用于寒热不明显的虚证。但属阳证湿热或实热者，则不应加固涩药。对厥阴病上热下寒者，参考后世心肾不交的治疗思路，也常用菖蒲、远志、首乌藤等安神定志。对于原发性早泄，可考虑配合西药，快速起效，以增强患者信心，坚持治疗。部分患者经中药治疗后，临床症状基本消失，但性生活时间还是短，可配合西医延长射精潜伏期，以形成新的神经反射。

第十五节　男性不育症

一、西医概述

男性不育症是指夫妇双方未采取避孕措施，且有规律性生活1年以上，由于男方因素导致女方不孕。约10%~15%的夫妇在1年内不能自然受孕，其中男性因素占50%。男性不育的病因较复杂，其中30%~40%属于特发性不育。治疗方法包括药物治疗、手术治疗和辅助生殖技术等。

二、中医证治概述

本病属中医"无子""艰嗣"等范畴。中医认为，肾藏精，主生殖，肾精亏虚是男性不育症的根本病机，肾、脾、肝的功能失调，以及气滞血瘀、湿热下注等导致精液质量下降。治疗以补肾填精为主，兼以健脾疏肝、清热利湿、活血化瘀等。

三、经方论治

经方对生育的研究历史悠久，《神农本草经》载："肉苁蓉，味甘，微温。主治五劳七伤，补中除茎中寒热痛，养五脏，强阴，益精气，多子。""五味子，酸温，主益气，咳逆上气，劳伤羸瘦，补不足，强阴，益男子精。"《金匮要略·血痹虚劳病脉证并治》第6条："男子脉浮弱而涩，为无子，精气清冷。"胡希恕先生解读："这是讲先天禀赋的关系，男子无病的人，无端的脉又弱又浮而无根，涩是血少，弱为津液少，津液血液俱不足，这肯定是先天的禀赋太弱了。他没有病，但有这种脉，肯定是禀赋太弱，为无子，不可能生育。那么主要是精血不足，精气清冷，拿现在的话说，里头成分不够了，不定缺什么，这是一个先天性禀赋太弱的人"。精气清冷，精气并不只是精液，而是泛指津血，清是成分虚少，冷即虚寒。生精机能沉衰，病位在里，病性为虚寒，即太阴里虚寒夹津血虚。

经方辨证，不只考虑精子质量，而是以患者症状为主，精液报告为辅，先辨六经，继辨方证。临床实验发现，不育的病位有表、里和半表半里，病性分阴和阳，六经病均可见。对于没有症状的患者，经方辨证采用排除法，无恶寒、身痛排除表证，无咽干、口苦排除半表半里，无口干排除阳明，不是阳证即为阴证，精液质量差视为精气清冷，则辨六经为太阴里虚寒。经方治疗不育，不是着眼于补肾益精，而是注重解决整体的主要矛盾，提振机能状态，有是证，用是方，不是专病专方。

四、医案举隅

医案1 某男，39岁，主因"不育1年"于2020年8月10日就诊。

初诊：夫妻欲生育，不避孕1年，女方未怀孕。患者从事编辑工作，经常工作至夜间1~2时，劳累后期前收缩，平素怕冷，余无不适，舌淡苔白，脉细数结。

女方37岁，月经正常，检查未见异常，曾行1次人工授精，未成功。

男科体检：双侧睾丸、附睾未见异常。

外院多次精液检查，精子浓度：$18{\sim}32\times10^6/ml$，前向运动精子百分率：$10\%{\sim}15\%$。

[辨六经] 太阳太阴合病。

[辨方证] 炙甘草汤去姜枣麻加樱菟干陈汤证。

[处方] 炙甘草12 g，桂枝12 g，干姜10 g，党参15 g，生地黄20 g，阿胶10 g，麦冬15 g，金樱子15 g，菟丝子15 g，陈皮25 g。14剂，水煎服。

二诊：2020年8月24日。期前收缩减少，继续以炙甘草汤为基本方加减治疗。

三诊：2020年9月9日。用药1个月，复查精液，精子浓度：$25\times10^6/ml$，前向运动精子百分率：48.47%。继续以炙甘草汤为基本方加减治疗。

四诊：2020年10月12日。用药2个月，复查精液，精子浓度：$49\times10^6/ml$，前向运动精子百分率：36.06%。心悸明显好转，体力增加。

🈯 本例弱精子症，属精冷。怕冷，为太阳病；口中和，精子活力差，为太阴病；脉细、数、结主虚损。表不解，气上冲，津血虚，不足以养心，则心动悸，宜炙甘草汤。《伤寒论》第177条："伤寒，脉结代，心动悸，炙甘草汤主之。"本方以桂枝去芍药汤调荣卫于外，加人参大补中气以资血气之源，以生地黄、麦冬、火麻仁、阿胶滋津血于内，炙甘草增量以缓其急迫。菟丝子、金樱子强壮补虚，陈皮温中行气，取补中有行之义，以防滋腻碍胃。患者平素怕冷，舌淡，苔白考虑为太阴里虚寒，故将生姜改为温中祛寒的干姜，麻子仁虽可润燥补津血，但因其有缓下作用，故去之。

服药后，心悸、期前收缩好转，提示辨证用药方向正确。津血虚是心动悸和精冷的病机学基础，补中生津液是正治，但要先辨六经，太阳表不解，气上冲，须桂枝解外降冲。

医案2 某男，31岁，主因："不育1.5年"于2019年5月15日就诊。

初诊：患者欲生育不避孕1年半，女方未怀孕。晨起口苦，口干，自觉燥热，经常出现口腔溃疡，大便溏，黏滞不爽，每日2次，阴囊潮湿。舌淡红、苔薄黄，脉细。

女方30岁，月经正常，检查未见异常。

男科体检：双侧睾丸、附睾未见异常，左侧精索静脉曲张2度。

精液分析：精子浓度16.01×10^6/ml，总量24.01×10^6，前向运动精子百分率：23.08%。

［辨六经］厥阴太阴合病。

［辨方证］柴胡桂枝干姜合当归芍药散去泽加柏汤证。

［处方］柴胡18 g，桂枝12 g，干姜12 g，黄芩8 g，炙甘草10 g，天花粉15 g，当归15 g，川芎15 g，白芍20 g，苍术15 g，茯苓15 g，黄柏8 g。14剂，水煎服。

二诊：2019年5月29日。服药后口腔溃疡未复发，口苦、阴囊潮湿及大便黏好转，上方柴胡增至24 g，加生薏米45 g，牛膝15 g。14剂，水煎服。后患者自行按照上述处方服用。

三诊：2019年7月10日。服药50天后，阴囊潮湿及口苦好转，复查精液，精子浓度：46.68×10^6/ml，前向运动精子百分率：48.05%。精液质量正常，患者停药。

四诊：2020年8月5日。诉服药后妻子怀孕，胎停育，检查双方染色体正常，精子浓度：35.05×10^6/ml，前向运动精子百分率：42.72%，正常形态率：1.84%，精子DNA碎片率：17.04%。刻下症：晨起口苦，口干，口渴，大便不成形，每日1~2次，偶有饭后腹胀。舌淡苔白，右脉弦，左脉细弱。

［辨六经］厥阴太阴合病。

［辨方证］柴胡桂枝干姜去牡加芎归芍巴陈精汤证。

［处方］柴胡20 g，桂枝12 g，干姜15 g，黄芩12 g，炙甘草12 g，天花粉15 g，当归15 g，川芎20 g，白芍20，巴戟天20 g，陈皮30 g，黄精20 g。14剂，水煎服。

五诊：2020年8月19日。排气增多，口苦、口干渴减轻。上方陈皮减为

20 g，加生牡蛎30 g。14剂，水煎服。后患者自行按照上述处方服用。

六诊：2020年9月14日。服药40天后复查精液，精子浓度63.28×10⁶/ml，前向运动精子百分率：38.22%，正常形态率：2.63%，精子DNA碎片率：12.93%。

按 口苦、口干、燥热、常口腔溃疡为上热，大便溏为下寒，辨六经为厥阴病；阴囊潮湿为里饮，属太阴，故辨六经为厥阴太阴合病。精子少、活力差为津血虚，上热下寒血虚水盛，宜柴胡桂枝干姜汤合当归芍药散。去泽泻，加黄柏伍苍术即二妙丸，清热祛湿。二诊，口腔溃疡未复发，口苦、阴囊潮湿及大便黏好转。仍口苦，上热明显，增加柴胡用量；加生薏苡仁、牛膝即为四妙丸，加强利湿清热之功。用药后精子质量改善的同时，阴囊潮湿及口苦好转。患者配偶妊娠出现早期胎停，可能与精子DNA碎片率增高有关。依据症状及精液质量，辨证为厥阴太阴合病，上热下寒津血虚停饮，以柴胡桂枝干姜汤加减治疗。用药后症状减轻，精子DNA碎片率降至正常。

医案3 某男，30岁，主因"不育2年"2019年9月2日就诊。

初诊：患者欲生育2年，女方未怀孕，性生活正常。患者平素怕冷，每年入冬出现冻耳朵，手脚凉，口中和，二便如常，睡眠及饮食正常，尿不尽。舌质红、无苔，脉弦细。

女方30岁，月经正常，一侧输卵管不通。

男科体检：双侧睾丸、附睾未见异常。

精液分析：浓度：15.58×10⁶/ml，前向运动精子百分率：24.14%，快速前向运动精子百分率：6.9%。

［辨六经］太阳太阴合病。

［辨方证］当归四逆加干胶芎汤证。

［处方］当归15 g，桂枝12 g，白芍12 g，干姜12 g，通草12 g，炙甘草12 g，川芎20 g，阿胶10 g，大枣10 g，细辛9 g。14剂，水煎服。患者服药后，因故未按时复诊，自行按照上述处方服用。

二诊：2019年11月6日。无明显手脚凉，未冻耳朵。复查精液，精子浓度：95.01×10⁶/ml，前向运动精子百分率：39.40%。

按 患者怕冷，为太阳病；口中和，精液质量差，为太阴病，故辨六经为太阳太阴合病。手足凉，冻耳朵，为里虚寒血虚，宜当归四逆汤。《伤寒论》第351条："手足厥寒，脉细欲绝者，当归四逆汤主之。"加干姜温中祛饮，阿胶养血，川芎辛温活血祛瘀。用药后症状大减，精子浓度和活力明显改善，提示辨六经正确，方证对应。

医案4 某男，31岁，主因"结婚3年未生育"于2012年4月6日就诊。

初诊：患者结婚3年，性生活正常，妻子2年前怀孕流产1次，以后未再怀孕。妻子月经正常，妇科检查未见明显异常。患者多次检查精液，精子活力低下，畸形率高，服用多种中成药效果不佳。刻下症：性生活基本正常，常感疲劳、口干，晚上明显，时有胃脘胀、烧心，纳稍差，大便溏，每日1~3行，手足凉，舌苔白、根腻，脉沉细。平素生活欠规律，有吸烟、饮酒习惯。

精液常规：精液量：2.1 ml，精子密度：23×10^6/ml，活动率：53%，A级33.6%，B级12.2%，正常形态率：0.6%。

[辨六经] 厥阴病。

[辨方证] 乌梅丸去黄柏加黄芩汤证。

[处方] 乌梅15 g，党参10 g，川附子15 g，川椒10 g，桂枝10 g，黄连5 g，黄芩6 g，当归10 g，干姜6 g，细辛6 g。7剂，水煎服。嘱其戒烟酒，生活规律。

二诊：2012年4月19日。胃脘胀减，纳增，乏力好转，大便每日1~2行，仍四逆明显。上方增川附子为18 g。7剂。

三诊：2012年5月6日。四逆、乏力好转，大便每日1行。上方增川附子为20 g，7剂，同时服五子衍宗丸5 g，每日2次。

四诊：2012年7月8日。有时感口干，胃脘胀，或乏力，无其他不适。复查精液，量：2.8 ml，精子密度：71×10^6/ml，活动率：63.6%，A级36.26%，B级21.06%，正常形态率：5%。嘱其停服汤药，只服用五子衍宗丸。

2012年11月28日，患者打电话告知妻子已怀孕4月，B超检查胎儿正常。

按 患者口干为上热，四逆为下寒，常感疲劳为机能沉衰，辨六经为厥阴病。纳差，胃胀，反酸，便溏下利，宜乌梅丸。《伤寒论》第338条"伤寒，脉微而厥，至七八日肤冷，其人躁，无暂安时者，此为脏厥，非蛔厥也。蛔厥者，其人当吐蛔。今病者静，而复时烦者，此为脏寒，蛔上入其膈，故烦，须臾复止。得食而呕，又烦者，蛔闻食臭出，其人常自吐蛔。蛔厥者，乌梅丸主之。又主久利。"乌梅丸主治半表半里虚寒证，里虚寒下迫，虚热上浮，症见厥逆、烦躁，或腹痛呕吐，或虚寒久利者。

治疗过程中，患者服药有效，就近按方买药继续服用，故患者不定期复诊。逐渐增加附子用量，以温中祛寒，振奋沉衰。精液质量差，为津血虚，加服五子衍宗丸。治疗后，不但症状缓解，而且精液质量恢复正常，自然受孕。

医案5 某男，36岁，主因"不育10年"于1972年5月2日就诊。

患者第1次结婚6年未育，第2次结婚4年未育，曾服中药治疗1年多无效。经检查诊断为左侧附睾结核，系统抗结核治疗1年多不效。患者为消防教官，身体健魁梧，面色红润，唯头发黑白间半，自感无特殊不适，有时口苦、咽干，或胸闷太息，苔白根腻，脉细弦。左侧睾丸上方有蚕豆大肿块，质硬。

［辨六经］少阳阳明合病。

［辨方证］小柴胡加夏海百牡汤证。

［处方］柴胡12 g，黄芩10 g，党参10 g，半夏12 g，大枣4枚，生姜15 g，夏枯草15 g，海藻15 g，百部10 g，生牡蛎15 g，炙甘草3 g。7剂，水煎服。

上方服约2个月后，胸闷、口苦已不明显，睾丸肿块稍减，改服内消丸（吴茱萸、山茱萸、马兰花、陈皮、白蒺藜、桃仁、延胡索、川楝子、黑丑、牡蛎、肉桂、小茴香、青皮各15 g，硼砂10 g，共研细面，用夏枯草膏150 g合成为丸，如绿豆大），每次30粒，每日3次，空腹白水送服。服2个月后，肿块变小变软，服6个月后已摸不清楚，8个月后告知其妻已怀孕，后连生二女。

按 本案不育10年，以辨病论治为肾虚精弱治疗无效，是因为方药不对证。经方依据症状反应，口苦、咽干为少阳病，面色红润、附睾肿块为里实热阳明病，辨六经为少阳阳明合病，辨方证结合病有痰核，中医谓："有形之结核多为痰核"；《外经微言》云："痰多者，消其痰"，故主治少阳阳明，同时着力化痰软坚散结，痰消气和，祛除病邪，恢复了正常生理机能，故自然能育。

五、体会

经方治疗男性不育，遵循经方八纲六经方证理论体系，辨证以患者的症状反应为主，精液质量为辅，先辨六经，继辨方证。不育患者的精液质量差，反映其生精功能减弱，经方认为是机能沉衰，多属虚寒津血不足，辨方证可酌情加用补益生精的药物。经方治疗旨在解除整体症状所反映的病机，祛邪扶正，恢复正常机能，进而提振生精功能，改善精液质量。时方采用脏腑辨证，围绕肾虚精亏的基本病机，治以补肾益精为主，兼以调肝脾、活血利湿清热。两者体系有明显不同。

在临床实践中，经常遇到不育患者没有明显不适，只是精液质量下降，六经辨证突破了肾虚、补肾的固有模式，通过详细的问诊挖掘患者看似与不育无关的症状，如以上医案中的心悸、冻耳朵、口苦、口干、口腔溃疡等，将这些零散的症状和精液质量下降，参照舌脉，纳入到辨六经和辨方证体系中。对于确无症状者，采用排除法，辨证遵循无阳则为阴、病位无表和半表半里就是里的方法，先辨六经，再辨方证。人类精子的生长周期约为90天，故精液异常的疗程不应少于3个月。

第十六节　女性不孕症

一、西医概述

不孕症是指妇女婚后未避孕、有正常性生活、夫妇同居1年而未孕。导致女性不孕的因素以盆腔疾病（如输卵管异常、慢性输卵管炎症、盆腔粘连、盆腔炎性疾病等）和排卵障碍（如持续性无排卵、多囊卵巢综合征、卵巢早衰和卵巢功能减退等）居多，盆腔疾病约占35%，排卵障碍占25%~35%。

二、中医证治概述

中医将原发性不孕称为"全不产""绝产""绝子"等，继发性不孕称为"断绪"。历代医家重视本病的论治，在很多医著中设有求嗣、求子、种子专篇。导致女子不孕的原因，有先天因素，亦有后天因素。先天因素有禀赋不足，肾、脾、肝等脏腑虚弱，冲任血海亏虚，不能摄精成孕，发为不孕；后天因素有外感风寒、湿热邪气，或内生痰湿、热、瘀等，胞宫、胞脉阻滞不通，精难纳入，以致不能受孕成胎。

三、经方论治

我们学习古籍，习用脏腑经络辨证，或辨病与辨证相结合，或专病专方治疗，临床虽有一定疗效，但总感效果不理想。随着年龄增长和接诊患者增多，有些不孕症诊断明确，自感用药也对症，但就是取效不佳，数年困扰自己，一直苦苦寻找更多治疗方法。2015年始学习胡希恕先生的经方理论体系，读懂了《伤寒论》，掌握了经方的主要理论，临床不再用脏腑经络辨证，不再以辨病因为主，辨证主要依据症状反应，先辨六经，继辨方证，再详辨用药，求得方证对应。辨证为主，辨病为辅，辨证以症状反应为依据，从一开始不相信、不理解，到后来疗效惊人，深感受益颇丰！如今治疗不孕症，强调夫妇双方同治、种子必先调经，取得了良好的治疗效果。

四、医案举隅

医案1 某女，25岁，主因"结婚1年不避孕未孕"于2015年7月25日就诊。

初诊：患者中等体型，口不干，晨起口苦，既怕冷又怕热，手脚凉，冬天很长时间才能暖热，纳可，眠可，大小便可，月经规律，经期5~7天，量不多，有血块，色暗，痛经较重，小腹坠胀，肛门下坠，腰酸痛，白带可。舌质暗、苔薄黄、根部稍腻，脉弦细。

末次月经：2015年7月14号。

婚育史：初婚，孕0。

超声：子宫正常大小，后壁较前壁增厚，内膜8.3 mm，左侧卵巢可见43 mm×39 mm大小囊性无回声，内透声差，右侧卵巢未见异常。

实验室检查：激素六项及甲状腺功能未见异常；CA125：53.0 U/ml。

诊断：原发性不孕、子宫内膜异位症。

［辨六经］厥阴病夹瘀。

［辨方证］柴胡桂枝干姜合桂枝茯苓加牛狗汤证。

［处方］柴胡12 g，桂枝12 g，干姜10 g，牡蛎30 g，天花粉15 g，黄芩12 g，炙甘草6 g，茯苓15 g，牡丹皮12 g，桃仁10 g，赤芍24 g，川牛膝30 g，金毛狗脊15 g。7剂，水煎服。

二诊：2015年7月31日。手脚凉等诸证减轻，继服上药10付。

三诊：2015年8月15日。昨日来月经，腹痛下坠，腰酸不适，舌暗苔白，脉弦细。

［辨六经］太阳阳明太阴合病夹瘀。

［辨方证］桂枝茯苓加蒲延楝益汤证。

［处方］赤芍24克，桂枝15 g，茯苓15 g，牡丹皮12 g，桃仁10 g，蒲黄15 g，五灵脂15 g，延胡索15 g，川楝子15 g，益母草30 g。7剂，水煎服。

四诊：2015年8月23日。服药后第三天腹痛止，小腹坠胀及腰酸沉减轻，疲乏劳累，眠可，手脚凉明显减轻，但还是喜暖，舌紫暗、有瘀点、苔白腻，脉弦细。

［辨六经］太阴阳明合病夹瘀。

［辨方证］当归芍药散加牛续寄莪棱莪蘆汤证。

［处方］当归10 g，赤芍24 g，川芎10 g，茯苓20 g，泽泻15 g，苍术15 g，

续断15 g，桑寄生15 g，菟丝子30 g，川牛膝30 g，三棱15 g，莪术15 g，䗪虫10 g。7剂，水煎服。

五诊：2015年9月2日。仍小腹胀痛不适，大小便可，舌暗苔白，舌下脉络瘀青，脉沉细。

［辨六经］太阴阳明合病夹瘀。

［辨方证］当归芍药合抵当失笑加棱莪汤证。

［处方］当归10 g，赤芍24 g，川芎10 g，茯苓20 g，泽泻15 g，苍术15 g，水蛭10 g，虻虫10 g，桃仁15 g，酒大黄10 g，三棱15 g，莪术15 g，蒲黄10 g，五灵脂15 g。10剂，水煎服。

六诊：2015年9月18日。已经来月经，此次疼痛明显减轻，小腹凉大减，纳可，无其他明显不适，继服上方10付。

七诊：2015年11月28日。没有来月经（末次月经2015年10月15日），乳房胀痛，头晕，恶心，不能食，周身乏力，血HCG：8691.8 mIU/ml。诊为早孕，建议注意休息，有不舒服就诊。

八诊：2015年12月20日。晨起去卫生间，突然阴道出血，量多，色暗红，小腹下坠，腰酸，急诊超声检查可见胎心胎芽，诊断为先兆流产，给予保胎药治疗，患者不放心，又专程到我单位。刻下症：精神紧张，阴道出血量多，色红，有小血块，面色白，乏力，腰酸，小腹胀痛，舌暗苔白，脉细滑。

［辨六经］太阴阳明合病夹瘀。

［辨方证］胶艾加菟丝子苎麻根汤证。

［处方］当归10 g，赤芍24 g，川芎10 g，生地30 g，艾叶10 g，炙甘草6 g，阿胶15 g（烊化），菟丝子30 g，苎麻根15 g。5付，水煎服。

九诊：2015年12月26日。已经不出血，诸证好转，上方又服7付。

未再复诊。2016年7月22日顺产一女，母女平安。

🈚 初诊口苦，既怕冷又怕热，手脚凉，冬天很长时间才可以暖热，为上热下寒证的厥阴病，以柴胡桂枝干姜汤和解表半里，强壮清上温下。月经有血块，色暗，痛经较重，小腹坠胀，肛门下坠，为瘀血证，宜桂枝茯苓丸。桂枝、茯苓治外邪里饮的气上冲心悸动，芍药、牡丹皮、桃仁凉血祛瘀而治腹满痛，主治瘀血停滞证。本方证的辨证要点是久有瘀血，腹痛胁痛，痛有定处，或有肿块，或下血者。本方不仅能治妇人癥病下血，无论男女，凡因瘀血而下血，或因瘀血引起的胸腹痛，痛有定处，不宜桃核承气汤攻下者，大多宜本方。腰酸膝软，加狗脊补虚强腰脊。

二诊时症状缓解，但三诊时腹痛，经血量多有血块，色暗，排出不畅，舌紫暗有瘀点、苔白腻，脉弦。为内有瘀血阻络，不通则痛，当加强祛瘀。延胡索、川楝子又名金铃子散，主要作用是行气、活血化瘀止痛。益母草是妇科调经首选药物，能够活血化瘀，帮助子宫收缩。四诊时瘀血症仍明显，故加入虫类药，增强活血祛瘀通络作用。五诊时加入抵当汤，胡希恕先生解读："若小腹硬满，小便自利，其为瘀血无疑，故须下血乃愈。其所以病此，是由于太阳病邪热内陷，与旧有的瘀血相结合于里所致，宜抵当汤主之。"可知抵当汤为瘀热互结深痼者所设。六诊时，还是以活血化瘀通络止痛为主。七诊时确诊怀孕，无特殊不适，未用药。

八诊时阴道突然出血，是妊娠下血之类，若妊娠下血而腹中痛，为胞阻，即子脏中胎儿受瘀血所阻之意，里有瘀血，故而下血、腹中痛，胶艾汤主之。胶艾汤，为四物汤加入阿胶、甘草、艾叶三味。后世认为四物汤补血，其实此方长于祛瘀，为强壮性祛瘀剂，利于虚证，不利于实证。方中芍药、生地黄性微寒，《神农本草经》中言芍药治血痹，即血液闭阻不通而作疼痛，生地黄为寒性强壮祛瘀药，可解烦止血，二药利于虚热，不利于虚寒；当归和川芎性温，为温性强壮祛瘀药，而当归强壮止痛之力强，川芎祛瘀散邪之力强，二药利于虚寒，不利于虚热。四药寒温并用，寒热调和，可强壮祛瘀止血。有很多习惯性流产患者，在怀孕之后，还少量下血，服此方效果很好。菟丝子治男女虚冷，能填精益髓，可固胎止泻。苎麻根具有凉血止血、安胎、清热解毒的功效。

当归芍药散见于《金匮要略·妇人妊娠病脉证并治》第5条："妇人怀妊，腹中疞痛，当归芍药散主之。"《金匮要略·妇人杂病脉证并治》第17条："妇人腹中诸疾痛，当归芍药散主之。"冯世纶教授在《经方六经类方证》中对当归芍药散做了详细解读，并归纳其辨证要点为：腹痛拘急、头晕心悸、小便不利，有血虚水盛的表现者。

医案2 某女，43岁，主因"备孕3年未孕"于2016年6月16日就诊。

初诊：刻下症：月经不规律4年，周期40天~3个月，月经量少，血色暗，经期7天，口渴喜饮水，口干、口苦，咽干，纳可，眠差，梦多，平素出汗多，阵发性头汗，面部潮红，心烦易激动，小便黄且量少，大便可，舌淡红、苔薄黄，脉弦细。

末次月经：2016年6月10日。

婚育史：结婚16年，孕2次，人流1次，夭折1次。

治疗史：口服DHEA、辅酶Q10、克龄蒙等2个月，效果不明显。欲做试管婴儿，生殖科考虑患者年龄大，促卵泡成熟激素（FSH）、促黄体生成激素（LH）数值过高，未予处理。

查体：未见明显异常。

实验室检查：FSH：68.12 mIU/ml，LH：19.55 mIU/ml，E2：28 pg/ml。

输卵管造影：双侧输卵管通而不畅。

诊断：继发性不孕、卵巢低反应、输卵管通而不畅。

[辨六经]少阳阳明太阴合病。

[辨方证]小柴胡合当归芍药散加膏土蒲汤证。

[处方]柴胡12 g，黄芩12 g，党参15 g，姜半夏15 g，炙甘草6 g，当归10 g，赤芍24 g，川芎10 g，茯神20 g，泽泻15 g，苍术15 g，生石膏45 g，土茯苓30 g，蒲公英30 g，生姜3片，大枣4枚。7剂，水煎服。

二诊：2016年6月23日。昨日来月经，颜色红，量较前无明显变化，有黑色小血块流出，口干口苦减轻，疲乏劳累，舌淡红、苔薄黄，脉弦细。上方加川牛膝30 g，7剂。

三诊：2016年7月3日。药后症状减轻，面红头汗减轻，情绪好转，睡眠明显改善，仍晨起口苦，咽干，近几日纳差，不欲饮食，舌暗红、苔薄黄，脉弦细。

[辨六经]少阳病。

[辨方证]小柴胡汤证。

[处方]柴胡12 g，黄芩12 g，党参15 g，姜半夏15 g，炙甘草6 g，生姜3片，大枣4枚。7付，水煎服。

四诊：2016年7月13日。昨日来月经，量较前明显增多，颜色红，质可，淋雨回家，手足凉，本是夏季却穿衣如冬，还说不暖，腰酸痛，无口干及口苦，小腹不适，隐隐作痛，喜暖，舌暗、苔白根部腻，脉沉细。

[辨六经]太阳太阴合病。

[辨方证]当归四逆汤证。

[处方]当归10 g，桂枝10 g，白芍10 g，细辛10 g，炙甘草6 g，通草6 g，大枣4枚。7付，水煎服。

五诊：2016年7月21日。服上药后自觉轻松很多，又晨起口干口苦，小腹不适，腰酸，舌红、苔薄黄，脉细。

[辨六经]少阳太阴合病。

［辨方证］小柴胡合当归芍药散加鹿盆藿汤证。

［处方］柴胡12 g，黄芩12 g，党参15 g，姜半夏15 g，炙甘草6 g，当归10 g，赤芍24 g，川芎10 g，茯神20 g，泽泻15 g，苍术15 g，鹿角霜15 g，覆盆子15 g，淫羊藿30 g，生姜3片，大枣4枚。10剂，水煎服。

六诊： 2016年8月3日。症状减轻，仍晨起口苦口干，小腹不适，腰酸，舌红、苔薄黄，脉细。继服上方10剂。

七诊： 2016年8月15日。昨日来月经，颜色暗红，量无明显变化，有黑色小血块流出，口干口苦减轻，疲乏劳累，舌紫暗、有瘀点、苔白腻，脉弦细。

［辨六经］太阳太阴阳明合病夹瘀。

［辨方证］桂枝茯苓合当归芍药加益牛汤证。

［处方］当归10 g，赤芍24 g，川芎10 g，茯苓20 g，泽泻15 g，苍术15 g，桂枝15 g，牡丹皮12 g，桃仁10 g，川牛膝30 g，益母草30 g。7剂，水煎服。

八诊： 2016年9月25日。已过经期，抽血HCG：1628 mIU/ml。

2017年5月顺生一女，母女平安。

🈂 一诊时患者因丧子，心情不畅，气机失调，功能失常。口干，口渴，喜饮水，为阳明病。口苦，咽干，为少阳病。出汗多，阵发性头汗，面部潮红，心烦易激动，舌红、苔薄黄，有内热。月经不调，经量少，血色暗，伴有眠差多梦，为太阴津血虚夹瘀。故辨六经为少阳阳明太阴合病夹血虚血瘀，方选当归芍药散养血活血调经，合小柴胡汤和解少阳，加生石膏清内热。土茯苓《本草正义》谓"利湿去热，能入络，搜剔湿热之蕴毒"。蒲公英《本草衍义补遗》谓"化热毒，消恶肿结核，解食毒，散滞气"。二诊症状改善，加川牛膝逐瘀通络，引血下行。三诊是口苦、纳差的少阳病，宜小柴胡汤。四诊时手足凉，恶寒喜暖，腰腹痛，《伤寒论》第351条："手足厥寒，脉细欲绝者，当归四逆汤主之。"脉细欲绝，则为荣气不足、血少之应，故以当归四逆汤主之。本方证辨证要点：手足凉、表虚而里寒不甚者。

五诊、六诊时均随证治之，方选小柴胡汤又加入养血、调经、利水、止痛当归芍药散，再加上强壮之品鹿角霜、覆盆子、淫羊藿、菟丝子。鹿角霜，《本草便读》："鹿角胶、鹿角霜，性味功用与鹿茸相近，但少壮衰老不同，然总不外乎血肉有情之品。能温补添精益血。如精血不足，而可受腻补，则用胶；若仅阳虚而不受滋腻者，则用霜可也。"覆盆子，甄权有论"覆盆子女子食之有子"。淫羊藿，具有明显强精补益作用。菟丝子，《神农本草经》载其"治男女虚冷，能填精益髓，可固胎止泻"。

七诊来月经，颜色暗红，量较前无明显变多，有黑色小碎血块流出，为瘀血阻滞胞中，胞络不通。头晕，为水饮伴冲气上逆，舌紫暗有瘀点，脉弦细，为有瘀血阻滞。疲乏劳累，为太阴血虚。苔白腻，为里有水饮。辨六经为太阳太阴阳明合病夹瘀，方选当归芍药散合桂枝茯苓丸加益母草、牛膝。

医案3 某女，27岁，主因"继发性不孕3年半"于2020年9月24日就诊。

初诊：刻下证：体胖，165 cm，体重180斤，颈粗后背圆宽，口不干不苦，脾气急躁，爱着急，易头痛，纳可，月经不规律，2~3月一次，量多，有血块，色暗，腰痛，腰酸，白带可，二便如常，眠可。舌暗、苔白、根部稍腻，脉沉细。

末次月经：2020年7月23日。

婚育史：初婚，孕1产1。

超声：子宫正常大小，内膜9.3 mm，双侧卵巢可见12个以上小卵泡。

实验室检查：LH：16.86 mIU/ml，FSH：4.28 mIU/ml，T：1.0 ng/ml，AND：3.8 ng/ml。

诊断：继发性不孕、多囊卵巢综合征。

[辨六经] 太阳阳明太阴合病夹瘀。

[辨方证] 桂枝茯苓合当归芍药加牛膝鸡血藤汤证。

[处方] 桂枝15 g，茯苓15 g，牡丹皮12 g，桃仁10 g，赤芍24 g，当归10 g，川芎10 g，泽泻15 g，苍术15 g，川牛膝30 g，鸡血藤30 g。7剂，水煎服。

二诊：2020年10月2日。药后未来月经，但小腹部不适减轻，疲乏，头痛，平素怕冷，出汗少，余症同上。

[辨六经] 太阳阳明太阴合病夹瘀。

[辨方证] 葛根汤合桂枝茯苓加牛藤汤证。

[处方] 葛根30 g，麻黄9 g，桂枝12 g，生姜9 g，炙甘草6 g，赤芍药24 g，大枣3枚，茯苓15 g，牡丹皮12 g，桃仁10 g，川牛膝30 g，鸡血藤30 g。7剂，水煎服。

三诊：2020年10月10日。仍未来月经，头痛减轻，身体较前舒服很多，舌紫暗有瘀点、苔白腻，脉细滑。上方加土鳖虫10 g，7剂，水煎服。

四诊：2020年10月21日。昨日来月经，颜色暗红，量较前增多，有黑色血块流出，头痛明显减轻，小腹坠胀，腰酸沉重减轻，疲乏劳累，舌紫暗有瘀点、苔白腻，脉弦细。

[辨六经] 太阳阳明太阴合病夹瘀。

[辨方证] 桂枝茯苓合当归芍药加牛续寄苋鸡证。

［处方］桂枝15 g，牡丹皮12 g，桃仁10 g，当归10 g，赤芍24 g，川芎10 g，茯苓20 g，泽泻15 g，苍术15 g，川续断15 g，桑寄生15 g，菟丝子30 g，川牛膝30 g，鸡血藤30 g。7剂，水煎服。

五诊： 2020年10月28日。诸症好转，人瘦了很多，精神好，心情好转，小腹胀痛明显减轻，无其他不适症状，舌暗苔白，脉沉细。

［辨六经］太阴阳明合病。

［辨方证］当归芍药合二至加菟芜覆汤证。

［处方］当归10 g，赤芍24 g，川芎10 g，茯苓20 g，泽泻15 g，苍术15 g，女贞子15 g，旱莲草15 g，菟丝子30 g，茺蔚子10 g，覆盆子15 g。10剂，水煎服。

六诊： 2020年11月18日。无其他明显不适，继服上方10付。

七诊： 2020年11月20日。未来月经，乳房胀痛，乳头痛不可碰，血HCG：112 mIU/ml。诊为早孕，建议注意休息，有不适就诊。

2021年3月15日B超检查：宫内早孕，双活胎（双绒双羊）。2021年8月26日，其介绍另一患者来诊，得知其生一对龙凤胎，均在6斤以上，母子平安。

🈯 一诊口不干不苦，头痛为太阳病；烦躁易怒为阳明证；月经不规律，量不多，有血块，色暗为有瘀血；小腹不适，腰痛，腰酸，白带多，质稀，舌暗苔白、根部稍腻，脉沉细，为里有水饮，属太阴。辨六经为太阳阳明太阴合病夹瘀，辨方证为桂枝茯苓丸合当归芍药散加川牛膝、鸡血藤。黄煌教授《经方使用手册》："当归芍药散有养血、调经、利水、止痛的功效。适用于痛经、闭经，不孕症、月经量少、习惯性流产、胎儿发育不良，以及妊娠高血压的调理。"胡希恕教授认为，桂枝茯苓丸的辨证要点为：久有瘀血、腹痛胁痛有定处，或有肿块，或下血者。川牛膝逐瘀通络、强筋骨、引血下行，鸡血藤具有行血补血，调经，舒筋活络的功效，主治月经不调，痛经，闭经。二诊时患者怕冷，出汗少，易头痛，为太阳病，月经不规律，量多，有血块，色暗，为瘀血，辨六经为太阳阳明太阴合病夹瘀，方选葛根汤合桂枝茯苓丸加川牛膝、鸡血藤。应用葛根汤和桂枝茯苓丸，是因有表证和瘀血。三诊症减，加土鳖虫祛瘀。四诊表未解，血虚血瘀，方选当归芍药散合桂枝茯苓丸。五诊诸证好转，人瘦了很多，说明水气去，患者精神很好，血虚好转，加入强壮之药菟丝子、茺蔚子、覆盆子等以助孕。

医案4 某女，24岁，主因"婚后2年未孕伴阴道反复出血"于2016年5月27日就诊。

初诊： 17岁初潮，阴道间断出血，多种方法治疗无效。22岁结婚，婚后2年未孕，漏下不止。刻下证：手脚不温，怕冷明显，很少出汗，口不干，纳食一般，大小便可，睡眠一般，月经根本不规律，量不多，有小血块，色暗，小腹不适，腰酸痛，舌暗苔白、根部稍腻，脉沉细。

婚育史：初婚2年，孕0。

超声检查：子宫正常大小，内膜6.6 mm，双侧卵巢未见异常，盆腔可见34 mm×20 mm积液。

实验室检查：激素六项未见异常，血红蛋白101 g/L。

诊断：原发性不孕、子宫功能性出血。

[辨六经] 少阴太阴阳明合病夹瘀。

[辨方证] 麻附辛合桂枝茯苓加乌茜汤证。

[处方] 麻黄6 g，川附子（先煎）9 g，细辛3 g，桂枝15 g，茯苓15 g，牡丹皮12 g，桃仁10 g，赤芍24 g，乌贼骨30 g，茜草15 g。5剂，水煎服。

二诊：2016年6月3日。药后第3天出血明显减少，至第5天阴道出血完全干净。小腹部不适减轻，小腹较凉，喜暖，疲乏，平素怕冷，手脚凉，舌淡、苔白腻，脉沉细。

[辨六经] 少阴太阴阳明合病夹瘀。

[辨方证] 麻附辛合桂枝茯苓二至汤证。

[处方] 麻黄6 g，川附子（先煎）9 g，细辛3 g，赤芍24 g，桂枝15 g，茯苓15 g，牡丹皮12 g，桃仁10 g，女贞子15 g，旱莲草15 g。7剂，水煎服。

三诊：2016年6月10日。阴道未再出血，诸证减轻，偶有头晕，仍怕冷，小腹不适，纳可，眠可，大便可，夜尿1~2次，舌淡、苔白腻，脉沉细。

超声检查：子宫正常大小，内膜6.5 mm，右侧可见13 mm×12 mm卵泡。

[辨六经] 少阴太阴阳明合病。

[辨方证] 麻附辛合当归芍药二至汤证。

[处方] 麻黄6 g，川附子（先煎）9 g，细辛3 g，女贞子15 g，旱莲草15 g，当归10 g，赤芍24 g，川芎12 g，茯苓15 g，泽泻15 g，苍术15 g。7剂，水煎服。

四诊：2016年6月21日。自服药后一直未来月经，面色红润很多，手脚凉缓解很多，又继服上药7付。

五诊：2016年6月28日。仍未来月经，血HCG：5.41 mIU/ml。7月2日血E2：142 pg/ml，P：10.13 ng/ml，HCG：79.84 mIU/ml，确诊怀孕。后生一健康男婴，母子平安！

🈯 手脚不温，恶寒明显，口不干，为里有寒饮外有表邪，属少阴太阴合病，以麻黄附子细辛汤为主方。反复出血量不多，有小血块，色暗，为有瘀血夹热，选用桂枝茯苓丸活血化瘀。此患者崩漏7年，总吃一些营养品，医者多予益气补血止血之品，又加之病情延久不愈，必有瘀血作乱，辨证为外邪里饮，里寒血瘀，血不归经，漏下不止，一味止血，则血不止，附子强壮温其阳，麻黄、细辛解表祛寒，血得热则行。乌贼骨、茜草即四乌贼骨一芦茹丸，是《黄帝内经》一张治疗妇科方，功效是益精补血、止血化瘀。二至丸由女贞子、旱莲草组成，凉血止血。当归芍药散善治血虚水盛，再加桂枝茯苓丸活血祛瘀之力相得益彰，血止经调，古语云："经水自调，其孕自成。"

五、体会

以上验案可知，经方治疗不孕，不论何种原因，不论体质强弱，不论病程长短，不辨西医所指的炎症，不辨所谓的病因，不辨脏腑的虚损，而是依据患者的症状反应，先辨六经，继辨方证，求得方证对应而治愈疾病。经方治疗过程中，在不断变化方药，这是因为经方治病的方式方法不是一方到底。服药后症状变了，要据来诊时的症状，重新辨证。理解随证治之，至关重要。

经方治疗不孕，不同患者的症状反应不同，呈现的六经证和方证不同，治用不同的方药。也就是说，治验中的方药，不是专治不孕不育的。在临床上，常见的方证还很多，除上述以外，临床还可遇到多种合病和并病，故常用合方，临床治疗一定是"有是证，用是药，随证治之，有故无陨亦无陨"。证变法变，法变方变。

时方治疗不孕，采用辨病与脏腑辨证相结合，审证求因，依据不孕症的炎症和疼痛、月经量多少、月经是否规律等而使用苦寒清热解毒药、温里调经药，针对疼痛使用大量活血化瘀药，往往实际效果差，且常会损伤胃气，导致变证。根据经方理论，疼痛不等于血瘀，外邪不解、里虚寒等均可导致疼痛，须结合整体症状反应先辨六经，不能见痛就用活血祛瘀药。

经方治疗不孕，不执守专病固定分型，在多个诊次的辨证时也不在这些分型上"徘徊"，而是根据就诊时的症状反应进行精准辨证，先辨六经，继辨方证，即仲景先师所言"观其脉证，知犯何逆，随证治之。"张景岳曰："种子之方，本无定轨，因人而施，各有所宜。故凡寒者宜温，热者宜凉，滑者宜涩，虚者宜补，去其所偏，则阴阳和而生化著矣。今人不知此理，但知传方，岂宜于彼者，亦宜于此耶？即或偶中，而不论宜否，遍传其神，竞相制服，岂知张冠李戴乎？"经方治疗不孕，方证相应，则效如桴鼓，定会助患者早日实现"蓝田种玉，毓麟兰室"。

第十七节　类风湿关节炎

一、西医概述

类风湿关节炎是一种急性或慢性结缔组织炎症，以关节和肌肉游走性疼痛、红肿、酸楚为主要症状，可伴不规律性发热、皮肤黏膜症状等，全身均可发生，但以下肢大关节如膝关节、踝关节更为常见。药物治疗包括非甾体类抗炎药、抗风湿药、免疫抑制剂、生物制剂及植物药等。

二、中医证治概述

类风湿关节炎属中医"痹病"范畴，多为风寒湿三气合而为痹，治疗以针对病因祛风散寒利湿为主，兼顾脏腑虚实寒热辨证论治。

三、经方论治

经方论治类风湿关节炎，不注重甄别风、寒、湿、热等外因，也不过于关注气虚、血虚、阴虚、阳虚等内因，而是依据患者整体的症状反应进行辨证，析八纲，辨六经，定治法，再辨方证，方证对应治疗疾病。

四、医案举隅

医案1　某女，36岁，主因"关节疼痛伴晨僵1月余"于2016年10月18日就诊。

初诊：患者近1个多月出现手腕、指及踝关节疼痛，伴晨僵，口服"安卓尔"每日1.5片，效果不佳，而来求中医治疗。目前手腕、指及踝关节疼痛不适，偶尔膝关节疼痛。右手明显出汗多，口中和，纳可，怕冷，大便偏稀，每日1行，苔白，脉细。

［辨六经］少阴太阴合病。

［辨方证］桂枝加苓术附防汤证。

［处方］桂枝10 g，白芍18 g，炙甘草6 g，茯苓15 g，苍术12 g，防己10 g，白附片18 g，生姜3片，大枣4枚。14剂，水煎服。

二诊： 2016年11月21日。患者用药后症状改善，停药后又反复。当前腕关节、肩关节疼痛，上肢酸软，胸部胀满，咽痛，心烦，眠差，汗出不多，怕风，苔白，脉弦细。

［辨六经］太阳少阳太阴合病。

［辨方证］柴胡桂枝加苓术桔汤证。

［处方］柴胡12 g，黄芩10 g，姜半夏15 g，党参10 g，炙甘草6 g，桂枝10 g，白芍10 g，苍术15 g，茯苓12 g，桔梗10 g，生姜3片，大枣4枚。14剂，水煎服。

三诊： 2016年12月7日。疼痛稍减，仍咽痛，汗出不多，不恶风，稍有胸满心烦，苔白根腻，脉细。上方加生石膏45 g，防己10 g。14剂，水煎服。

四诊： 2016年12月21日。手腕关节或肩关节疼痛交互变化，上肢酸软减轻，怕冷明显，四逆。咽痛已，口干，汗出不明显。苔白，脉弦细稍数。

［辨六经］少阴太阴阳明合病。

［辨方证］桂枝芍药知母去防风加防己石膏汤证。

［处方］麻黄10 g，桂枝10 g，芍药10 g，知母12 g，苍术15 g，防己10 g，生石膏45 g，炙甘草6 g，生姜15 g，白附片15 g。14剂，水煎服。

五诊： 2017年2月20日。服上次药后关节疼痛症状已经好转，近2天双指红肿，咳而微喘，喉中有痰，汗出不多，恶风，心慌。苔薄白，脉细。上方增苍术18 g。14剂，水煎服。

六诊： 2017年3月7日。关节疼痛基本消失。上半身有汗，下身凉，无明显心慌，口中和，苔白，脉微细。

［辨六经］少阴太阴合病。

［辨方证］桂枝加苓术附防汤证。

［处方］桂枝10 g，白芍10 g，炙甘草6 g，茯苓15 g，苍术12 g，防己10 g，白附片18 g，生姜3片，大枣4枚。14剂，水煎服。

🉑 首诊肢体关节疼痛，为病在表；怕冷，苔白，脉细，考虑为机能沉衰，属少阴。出汗多属表虚，故选桂枝剂，参考《伤寒论》第174条："伤寒八九日，风湿相搏，身体疼烦，不能自转侧，不呕不渴，脉浮虚而涩者，桂枝附子汤主之"，用桂枝加附子汤。口中和、大便溏稀考虑伴有里虚寒，合太阴病，故加苓、术。加防己祛风湿利关节，增量白芍起缓急止痛之效，即芍药甘草汤之意。二诊关节疼痛改善，说明首诊辨证准确方证对应，但经方治疗依据症状反应，不会效不更方。症状有变化，腕关节、肩关节疼痛，汗出怕风，但无明显怕冷，属阳证，故辨为太阳中风的桂枝汤证；又伴有咽痛、胸满、心烦、脉弦的少阳证，根据《伤寒论》146条："伤寒六七日，发热、微恶寒、肢节烦痛、微呕、心下支结，外证未除者，柴胡桂枝汤主之"，选用柴胡桂枝汤；上肢酸软、苔白、脉细考虑合并太阴，加茯苓、苍术温运太阴利水祛湿；加桔梗利咽治疗咽痛。三诊疼痛症状改善，但咽痛不解且不恶风，六经有变化，考虑表证减轻入里化热合并阳明，故加生石膏；加防己增加祛风湿利关节止痛之效。四诊主要症状有改善，但怕冷明显、四逆又显示为阴证，为少阴，汗出不多考虑麻黄剂；怕冷、苔白、脉细，且久病伤正气，仍有太阴；伴口干、脉数，考虑里饮化热，故辨六经为少阴太阴阳明合病，宜桂枝芍药知母汤，去防风加防己利湿逐饮，加生石膏清热解凝。《金匮要略·中风历节病脉证并治》第8条："诸肢节疼痛，身体尪羸，脚肿如脱，头眩短气，温温欲吐，桂枝芍药知母汤主之。"五诊关节疼痛症状已经好转，近2日症状复发，六经未变、咳而微喘、喉中有痰、心慌与头眩短气、温温欲吐类似，均是气冲饮逆的结果，提示太阴里饮明显，故增苍术量。六诊关节疼痛症状缓解明显，但没有效不更方，而是依据当前症状反应重新辨六经和方证，下身凉考虑少阴，汗出为桂枝证；口中和、苔白脉微细考虑太阴，虽然症状不多，但见微知著仍可辨出六经，又回到一诊的方证。

本案可以看出，关节痛，多病在表，但常与里和半表半里合病，且表证还要辨阴和阳，即少阴病和太阳病，也就是说辨六经很重要。在辨明六经的基础上，继续辨方证，才能确保方证对应。前后六诊，变换使用了三个方子，首诊用了桂枝汤合苓术附，二诊、三诊以柴胡桂枝汤为主，四诊、五诊又选用桂枝芍药知母汤，六诊又回到一诊的方子。辨证灵活，用药机动，没有定方，不遵效不更方，完全依据患者的症状反应。每诊均有效果，但随着症状变化，辨出不同的六经，用方均有变化。

医案2 某女，29岁，主因"关节肿痛反复4年余"于2019年9月18日就诊。

初诊：患者4年来反复出现关节肿痛，诊断为类风湿关节炎，予甲氨蝶呤等西药及中药治疗效果不佳。刻下症：双手指关节肿胀疼痛，左膝关节肿痛有积水，汗出不多，恶寒明显，口干口苦早起明显，纳可，大便偏稀，每天2次，月经周期可，但一日即净。苔白腻，脉细。

[辨六经]少阴太阴阳明合病。

[辨方证]桂枝芍药知母加防苓枣汤证。

[处方]麻黄10 g，桂枝10 g，白芍10 g，知母12 g，炙甘草6 g，防风10 g，防己10 g，苍术18 g，茯苓12 g，白附片（先煎）35 g，生姜3片，大枣4枚。14剂，水煎服。

二诊：2019年10月9日。指关节疼痛减轻，膝关节仍肿痛，早起明显，口干苦，晚上腹部胀满，大便每日1行，纳可，足凉，苔白脉细。上方增白附片（先煎）45 g，14剂。

三诊：2019年10月23日。关节肿痛减轻，口苦无口干，咽痛，腹胀已，四逆，大便不畅，2日1行，睡眠易醒，夜尿2次，时胸闷心烦，月经情况如前，苔白腻，脉细。

［辨六经］厥阴太阴合病。

［辨方证］柴胡桂枝干姜合当归芍药加桔梗汤证。

［处方］柴胡12 g，黄芩10 g，天花粉12 g，生龙骨15 g，生牡蛎15 g，桂枝10 g，干姜6 g，当归10 g，白芍10 g，川芎6 g，茯苓15 g，苍术15 g，泽泻18 g，炙甘草6 g，桔梗10 g。14剂，水煎服。

四诊：2019年11月10日。指关节疼痛不明显，膝关节轻度肿痛，口苦减，无咽痛，大便每日1行，苔白脉细。上方去桔梗，增干姜为15 g，加防己12 g。14剂。

🈯 首诊关节疼痛属表，结合恶寒明显、月经量少、脉细，属少阴，汗出不多故用麻黄剂；关节积水、恶寒、大便稀、月经少、苔白腻、脉细为太阴里虚寒，津血不足，水饮内停；口干口苦为饮郁化热，辨六经为少阴太阴阳明合病。关节肿痛、里饮明显、饮郁化热，宜桂枝芍药知母汤。因表里虚寒俱甚，附子非大量不能起振奋机能、逐寒湿、止痹痛之功。加茯苓、防己利湿消肿，加大枣和中缓急。二诊指关节疼痛减轻，说明方证对应。膝关节仍肿痛，结合口干苦、腹部胀满、足凉、苔白、脉细，六经方证未变，增加附子用量振奋机能以起沉疴。三诊关节肿痛继续减轻，无明显恶寒考虑表证不明显；口苦、咽痛、睡眠易醒、心烦辨为半表半里上热；四逆为半表半里下寒，胸闷为气上冲，故辨为厥阴病；夜尿多、月经量少、苔白腻、脉细为太阴里虚寒，血虚水盛。厥阴病上热下寒，大便硬，虽然有表证，但属半表半里之表，宜柴胡桂枝干姜汤；太阴血虚水盛，宜当归芍药散，咽痛加桔梗。四诊症状减轻明显，说明上诊方证对应。无咽痛，去桔梗。增干姜量，加防己祛寒逐饮。

医案3 某女，66岁。主因"关节痛伴变形20年"于2013年11月30日就诊。

初诊：患者类风湿关节炎20年，全身关节痛，双手、双足严重变形，难以张开，脚底痛，下肢走路困难。服用甲泼尼龙，隔日1片，不规律服用风湿痛丸及西药止痛片，晨僵不明显，汗出多，饮水则汗出，口干，纳差，恶心，大便溏，1~2日1行，小便多，夜尿4~5次，苔白，脉细。枕骨区两个约1~2 cm风湿结节红肿硬，两上肢多发串珠样风湿结节。

［辨六经］太阳少阳阳明太阴合病。

［辨方证］小柴胡合五苓去泽加陈汤证。

［处方］柴胡12 g，黄芩10 g，清半夏15 g，党参10 g，炙甘草6 g，桂枝18 g，茯苓12 g，猪苓10 g，苍术15 g，陈皮30 g，生姜15 g，大枣4枚。7剂，水煎服。

二诊：2013年12月7日。已停激素，指、膝关节痛较前稍增，汗出，足肿，恶风，口干，恶心，夜尿4次，苔白，脉细。

［辨六经］太阳太阴合病。

［辨方证］黄芪桂枝五物加术苓防汤证。

［处方］防己10 g，生黄芪15 g，桂枝10 g，白芍10 g，茯苓15 g，苍术10 g，生姜15 g，大枣4枚。7剂，水煎服。

三诊：2013年12月14日。关节痛减不明显，腕肿，下肢肿，恶风，咽喉发凉，后背凉，前后心痛明显，手心发热，大便成形，每日1行，口干，恶心，纳差，夜尿4~5次，苔薄白，脉弦滑。

［辨六经］少阴阳明太阴合病。

［辨方证］桂枝芍药知母加苓石防汤证。

［处方］麻黄10 g，桂枝10 g，知母18 g，白芍10 g，苍术15 g，防风10 g，防己10 g，川附子15 g，炙甘草6 g，茯苓12 g，生石膏45 g，生姜15 g，大枣4枚。7剂，水煎服。

四诊：2013年12月21日。药后咽喉发凉、后背凉、前后心痛减，手足热减，髋、膝关节痛如前，发麻，纳差，夜尿5~6次，大便黏，每日1行，排便不爽，口干，恶心腹胀，苔白，脉细弦。上方去生石膏，增川附子30 g（先煎）。7剂，水煎服。

五诊：2013年12月28日。恶心好转，但手指肿重，夜尿5~6次，髋关节痛明显，汗出不多。上方加猪苓10 g，增川附子35 g（先煎）。7剂，水煎服。

六诊：2014年1月4日。恶心减，下肢关节肿减，脚腕仍肿，腹中不痛快，周身关节仍痛，仍在吃止痛药，大便难，2~3日1行，纳差，口干，夜尿3~4次，苔白，脉细弦。上方去苍术，加生白术30 g，增川附子（先煎）40 g。7剂，水煎服。

二十一诊：2014年5月24日，治疗半年小结：自3月1日七诊后，关节痛减，已不服中西止痛药。据症曾服用木防己汤加附子；4月12日因常悲哀欲哭，合用甘麦大枣汤，一般仍用桂枝芍药知母汤加减，附子用至50 g。2014年4月19日因出现口苦，改服柴胡桂枝干姜合当归芍药散，2014年5月10日，头部结节增大，又改服桂枝芍药知母汤加味，川附子用50 g，并加生石膏45 g，头部结节又变小。至今精神好转，肘部串珠样结节变小，后头结节右侧缩小，足踝肿，汗出可，腹中肠鸣，纳差，不欲食，口干，无恶心呕吐，大便1~2日1行，苔薄白，脉细弦。

按 本案是老年重症类风湿患者，经过半年治疗，取得了明显疗效，停服激素和止痛药，关节痛减轻，风湿结节缩小。分析原因，既有家属的亲情关怀、鼓励患者，又有患者配合治疗、坚持服药的精神，更主要的是经方理论的科学性，即根据症状反应，先辨六经，继辨方证，力求方证对应而取效。同时体会到知母有消关节肿胀作用。

五、体会

时方治类风湿关节炎，主要是祛风寒湿邪，或关注脏腑虚实寒热，即着眼审因论治。经方则着眼于论其证，认为类风湿关节炎多呈现表证，且以阴证多见，故胡希恕先生提出"痹证多在少阴"的论断。当然类风湿关节炎不独在表，往往出现里证和半表半里证，而呈现表里、半表半里合病，又或现阳证，或现阴证，故治疗涉及诸多方证。经方治疗痹证不是辨病论治，也不是专病专方，而是依据症状反应进行辨证施治，辨六经和方证，求得方证对应而治愈疾病。

除了以上医案中的方证，类风湿关节炎也经常出现其他方证，如太阳太阴合病，表实无汗的麻黄加术汤证和葛根加术汤证，表虚汗出的防己黄芪汤证和黄芪桂枝五物汤方证；太阳阳明合病的麻杏薏甘汤证等等。

总之，经方治疗类风湿关节炎，依据症状反应辨六经，析八纲，最后辨出准确的方证药证。虽然痹证多属表，尤其是以少阴为主，但不可忽视其他病位，六经均可见。

第十八节 干燥综合征

一、西医概述

干燥综合征是一种主要累及外分泌腺体的慢性炎症性自身免疫病，除因唾液腺和泪腺受损功能下降而出现口眼干燥外，还有其他外分泌腺以及器官受累而出现多系统损害的症状，如肌肉无力、全身酸痛、干咳、胸闷、癫痫、软瘫、肝硬化、慢性腹泻等。本病起病隐匿，女性多见，发病年龄多在40~50岁。治疗以改善症状、延缓疾病进展为主。

二、中医证治概述

干燥综合征属中医"燥证""燥痹"等范畴。病因为素体阴虚，复感火热温燥之邪，或嗜食辛辣香燥，或过服补阳燥剂，或房劳过度，伤津耗液致阴虚燥甚。临床辨证当辨其虚实表里，急性发作者多为外邪侵袭属实，慢性者多为正气耗损属虚，主要证型有燥热犯肺、肝肾阴虚、肺胃阴伤、燥热血瘀、湿毒化燥、气阴两虚、阴阳两虚等。根据内经"燥者濡之"的原则，本病治疗以滋阴润燥为大法，再根据脏腑虚实配合活血化瘀、健脾益胃、补益肝肾等治法。

三、经方论治

经方治疗干燥综合征，不是审因论治，而是注重论其证，即根据症状反应，先辨六经，继辨方证，辨方证时结合病因辨证。重视汗出、上热下寒，多现表证、表里合病，突显其治疗特点。

四、医案举隅

医案1 某女，67岁。主因"发热、口眼干燥伴咳嗽2月"于2011年7月23日就诊。

初诊：患者1995年出现口干、眼干等，诊断为干燥综合征，2011年4月15日服激素治疗，每日服泼尼松20 mg，6月2日出现发热，门诊中西药治疗效不佳，6月27日住院治疗。西医诊断为干燥综合征、肺纤维化合并感染、Ⅰ型呼吸衰竭、系统性硬皮病、高血压病、心包积液、青光眼。给予注射用哌拉西林钠舒巴坦纳、硫酸依替米星抗感染，维生素C、维生素B$_6$营养支持，以及痰热清注射液、甲泼尼龙片、雷公藤多苷片、甲氨蝶呤片、立普妥、盖三淳等。中医辨证为阴虚燥热犯肺，以清燥救肺汤、青蒿鳖甲汤加减治疗。1个月后，咳嗽吐痰好转，他症无明显变化，仍汗出、发热，体温37.5~38.5℃，抗核抗体（ANA）：1∶640，抗Ro52抗体：强阳性，抗着丝点B抗体（SS–B）：1∶640，DNP乳胶凝集试验：阳性。增激素用量，加布洛芬，发热仍不退。

刻下症：眼干，口干，但欲漱水不欲咽，汗出则身热，汗止则恶寒，全身皮肤发紧，刺痛、按之不痛，头痛，耳鸣，心烦，眼干严重无泪液，每日用人工泪液10余瓶，每一二日须去眼科清除角膜脱落细胞，左舌根灼痛、溃疡，双腨痉挛，大便干，3日1行，神疲乏力，四逆，舌苔光、舌质暗红，脉弦细数。

［辨六经］太阳阳明太阴合病。

［辨方证］桂甘龙牡加术芍汤证。

［处方］桂枝10 g，炙甘草10 g，生龙骨15 g，生牡蛎15 g，生白术30 g，白芍30 g。1剂，水煎服。

二诊：2011年7月24日。诉服一煎后，身见微汗，头痛、恶寒、心烦已。服二煎后，体温正常，汗出不明显。因咳嗽、咽痒明显，上方加清半夏15 g，厚朴10 g，桔梗10 g，杏仁10 g。1剂，水煎服。

三诊：2011年7月25日。咽痒已，咳嗽不明显，当前以眼干、口干、舌根灼痛症状为主，周身皮肤刺痛，四逆，大便每日1行，耳鸣，腨痉挛减轻，舌苔薄白，脉细弦。

［辨六经］厥阴太阴合病。

［辨方证］柴胡桂枝干姜合当归芍药汤证。

［处方］柴胡12 g，黄芩10 g，天花粉10 g，生龙骨15 g，生牡蛎15 g，桂枝10 g，干姜10 g，当归10 g，白芍30 g，川芎6 g，茯苓12 g，生白术18 g，泽泻18 g，炙甘草6 g。7剂，水煎服。

用药后病情平稳，口干、眼干逐渐缓解，之后5个月据症以上方加减治疗为主，偶用小柴胡汤加减。至2011年12月6日，诉口干、眼干明显减轻，每日仅用人工泪液3瓶，近期已经不用去眼科清除角膜脱落细胞，其他症状基本消失。2011年12月6日查抗核抗体（ANA）1∶100，抗着丝点抗体（SS-B）1∶100，血沉：8 mm/h等指标均明显好转。

　　按　本案资料翔实，记录了西医治疗、时方治疗和经方治疗，对比分析，有利于认识经方。本案病程长，又发热2个月，经西医激素、布洛芬以及时方养阴清热治疗2个月，身热不退，经方用药1剂而热退，继续依据症状辨证治疗，症状改善明显，检查指标亦好转。

　　该案取效的关键，在于初诊时辨患者有表证。干燥综合征是慢性病，前医诊断为肺痹，依据医经理论，内伤杂病无表证，辨证为阴虚燥热犯肺，以清燥润肺治其里而热不退。这里还要注意到，《伤寒论》有许多记载，反复强调发汗不可太过，如第12条桂枝汤煎服法中写道"漐漐微似有汗"，第35条麻黄汤煎服法中写道"覆取微似汗"，第38条大青龙汤煎服法中写道"取微似汗"。大量激素、布洛芬过度发汗使表不解里热盛。患者汗出多、恶寒、周身皮肤刺痛、按之不痛、头痛明显，是太阳病表不解。又见口干、烦躁明显，是阳明里热证，属于太阳阳明并病。《伤寒论》第48条明确描述："二阳并病，太阳初得病时，发其汗，汗先出不彻，因转属阳明，续自微汗出不恶寒。若太阳病证不罢者，不可下，下之为逆。如此可小发汗。设面色缘缘正赤者，阳气怫郁在表，当解之熏之；若发汗不彻，不足言阳气怫郁不得越，当汗不汗，其人烦躁，不知痛处，乍在腹中，乍在四肢，按之不可得，其人短气但坐，以汗出不彻故也，更发汗则愈。"告知太阳阳明并病要先解表。《伤寒论》第118条："火逆下之，因烧针烦躁者，桂枝甘草龙骨牡蛎汤主之。"太阳阳明并病其人烦躁，宜使用桂枝甘草龙骨牡蛎汤解表清里来治疗。大便干、腨拘挛为津血虚，属太阴，故六经辨证为太阳阳明太阴合病，治宜解表清里生津液，方证是桂枝甘草龙骨牡蛎加白术芍药汤证。方证对应，一剂热退。

发热退后，患者的主要症状反应为眼干涩、口干、舌根灼痛，伴耳鸣、四逆、苔白脉细，无心烦、发热恶寒、出汗，太阳阳明已经不显，病位以半表半里为主，虽有口干、眼干、舌灼痛等热证，但四逆、苔白脉细，且久病伤正气，总体以机能沉衰为主，故辨为厥阴太阴合病，以柴胡桂枝干姜汤合当归芍药散加减治疗。症状反应变了，治疗亦随之变化，随证治之，务求方证对应。

医案2 某女，56岁，主因"反复口干咽干10年余"于2019年8月16日就诊。

初诊：患者口干咽干10年余，西医诊断为干燥综合征，服激素及养阴清热类中药效果不佳。刻下症：口干、口苦、鼻干、咽干，饮水不多，喉中有黏痰不易咳出，腰及臀部发凉，时有胃胀痛、胃部发凉，食欲不佳，手指胀痛，盗汗，容易紧张，大便黏滞不畅，每日2行，夜尿1~2次，苔白腻，脉细。

［辨六经］厥阴太阴合病。

［辨方证］柴胡桂枝干姜合当归芍药汤证。

［处方］柴胡12 g，黄芩10 g，天花粉10 g，生龙骨15 g，生牡蛎15 g，桂枝10 g，干姜10 g，当归10 g，白芍10 g，川芎6 g，茯苓12 g，苍术18 g，泽泻18 g，炙甘草6 g。7剂，水煎服。

二诊：2019年8月23日。诉口干、鼻干、咽干均减轻，口苦已，喉中痰减可以咳出，盗汗已，腰、臀部、胃部发凉均减轻，无明显胃胀痛，纳增，仍有手指胀痛，易紧张，大便基本正常，夜尿0~1次，苔白脉细。上方加干姜至15 g，茯苓至15 g。7剂，水煎服。

🈯 患者口干、口苦、鼻干、咽干，但饮水不多、无明显发热症状，考虑非里热，属于半表半里之热；腰、臀部、胃部发凉、苔白、脉细，为机能沉衰属阴证，故辨为厥阴病，口干、口苦、鼻干、咽干、盗汗为半表半里之上热，腰、臀部凉为下寒。胃胀痛、胃部发凉、食欲不佳、喉中有痰、大便黏、夜尿多、苔腻，为里虚寒停饮，合并太阴。故选用柴胡桂枝干姜汤合用当归芍药散。

医案3 某女，32岁，主因"口干、眼干、鼻干反复5年"于2019年4月22日就诊。

初诊： 患者5年来反复发作口干、眼干、鼻干，2014年诊断为干燥综合征。中西医治疗效果不佳。刻下症：口干口渴，喜饮温水，伴眼干、鼻干、耳干，身冷、身痒，双膝关节凉、痛，足凉出汗，头晕欲呕，胸闷气短，烦躁易怒，痰黄黏，大便干，苔白根腻，脉细。

[辨六经] 太阳少阳阳明太阴合病。

[辨方证] 柴胡桂枝加薏败石桔术汤证。

[处方] 柴胡12g，黄芩10g，姜半夏30g，党参10g，桂枝10g，白芍10g，炙甘草6g，生薏仁30g，败酱草18g，桔梗10g，生石膏45g，生白术30g，生姜3片，大枣4枚。7剂，水煎服。

二诊： 2019年4月29日。口干渴、眼干减轻，仍有鼻干，身冷、身痒不明显，膝关节凉痛及足凉出汗均明显减轻，头晕、胸闷、烦躁减轻，时欲呕，痰不多，大便不干，苔白，脉弦细。

[辨六经] 少阳阳明合病。

[辨方证] 小柴胡加石膏菊花汤证。

[处方] 柴胡12g，黄芩10g，姜半夏30g，党参10g，炙甘草6g，生石膏45g，菊花10g，生姜3片，大枣4枚。7剂，水煎服。

🈯 身冷、身痒、汗出、双膝关节凉痛，为太阳病桂枝汤证；口干、眼干、鼻干，为半表半里热循孔窍上犯，结合头晕欲呕、胸闷气短，为少阳病小柴胡汤证；心烦易怒，为阳明病热扰心神的石膏证。痰黄黏、苔腻考虑湿热内蕴于里，加薏苡败酱散，合桔梗利咽排脓。喜饮温水、气短、有痰、苔白腻、脉细，提示不完全是一派阳证，而是合并太阴里虚寒停饮，此大便干为太阴津液不足，故用生白术温中健胃生津液。二诊身冷、身痒不明显，膝关节凉痛明显减轻，提示表证已经不明显了。口干口渴、眼干减轻，头晕、胸闷、烦躁减轻，大便不干，显示少阳阳明之热未尽。痰不多、苔不腻，考虑太阴不明显。故辨为少阳阳明合病，宜小柴胡加石膏汤，加菊花清孔窍之热。

医案4 某女，47岁。主因"口干、眼干、乏力2年"于2009年10月22日就诊。

患者近2年口干，眼干，乏力，曾去苏州、上海、南京诊治，西医诊断为干燥综合征，中西医治疗皆无效，所服中药多以养阴清热或益气为主，如生地、麦冬、玄参、黄芪等。刻下症：口干，眼干，乏力，早晨口苦，晚上烦躁失眠，胃脘胀，四逆，月经后期量少，大便干2~3日1行，舌质暗，苔白根腻，脉沉细弦。

［辨六经］厥阴太阴合病。

［辨方证］柴胡桂枝干姜合当归芍药汤证。

［处方］柴胡12 g，黄芩10 g，天花粉12 g，生龙牡各15 g，桂枝10 g，干姜6 g，当归10 g，白芍10 g，川芎6 g，泽泻18 g，生白术30 g，茯苓12 g，炙甘草6 g。7剂，水煎服。

服药后，大便每日1行，其他症状皆稍有好转，嘱减生白术为18克继服，服1.5月，诸症基本消除，停药。

按 本患者来诊时无明显表证，而现厥阴太阴合病，辨方证为柴胡桂枝干姜汤合当归芍药散证，方证对应故显效。

五、体会

古代并没有干燥综合征的病名，经方却可以治疗，是因为经方根据症状反应治病，即依据症状反应，先辨六经，继辨方证，求得方证对应而取效。

以上四则医案，展示了经方治疗干燥综合征的思路，处处着眼于患者当前的症状反应，详细分析其阴阳表里寒热虚实，辨出六经和方证而取效。干燥综合征病程长，常出现合病、并病，临床症状复杂多样，治疗不能专用一方一药。如医案1，病程长，病情重，西医各种方法反复治疗无效，发热2月余不退，而经方1剂退热，热退后，又根据症状变化，辨六经，辨方证，做到方证对应治病，充分体现了经方理论的科学性。

第十九节　反流性食管炎

一、西医概述

胃食管反流病是一种由胃十二指肠内容物反流入食管引起不适症状和并发症的疾病，反流和烧心是最常见的症状，根据是否导致食管黏膜糜烂、溃疡，分为反流性食管炎和非糜烂性反流病。西医治疗以抑酸剂联合促胃肠动力药为主。

二、中医证治概述

中医无反流性食管炎病名，依据症状属"吞酸""胸痞"等范畴。其病位在脾胃，多与肝、胆相关，病机有痰热内蕴、肝胃不和、胃气上逆、脾胃虚弱等。治法有清热化痰、疏肝理气、和胃降逆、健脾利湿等。

三、经方论治

经方治病是根据症状反应，先辨六经八纲，继辨方证，与《黄帝内经》为指导的辨治体系迥异。在《伤寒论》条文中，记载了大量与反流性食管炎相关的症状论述以及证治，结合几则医案浅谈经方治疗本病的思路。

四、医案举隅

医案1 某男，29岁，主因"呕吐半月"于2019年8月2日就诊。

初诊：患者近半月出现呕吐，每日1次，胃镜检查提示：反流性食道炎、浅表胃炎伴糜烂。刻下症：每日吐1次，纳少，口中和，口苦，4天大便未行，服旋覆代赭汤止吐有效，后服生姜泻心汤无效。苔白根腻，脉细。

〔辨六经〕少阳病。

〔辨方证〕小柴胡加陈皮汤证。

〔处方〕柴胡12 g，黄芩10 g，姜半夏30 g，党参10 g，炙甘草6 g，陈皮30 g，生姜3片，大枣4枚。7剂，水煎服。

二诊：2019年8月10日。呕吐缓解，仍纳差，口苦已，大便1周2行，自得病后消瘦六七斤。苔白根腻，脉细。

〔辨六经〕太阴病。

〔辨方证〕茯苓饮加半夏砂仁汤证。

〔处方〕姜半夏30 g，党参10 g，枳实10 g，陈皮30 g，茯苓12 g，生白术60 g，砂仁6 g，生姜3片。7剂，水煎服。

🈀 初诊，有口苦，辨六经为少阳病。呕吐频繁、纳差，即为默默不欲饮食、心烦喜呕，辨方证为小柴胡汤。陈皮温中理气、止呕。二诊，口苦已，少阳病已解，但仍纳差、呕吐，为胃虚有停水，属太阴病，选方茯苓饮，白术重用健胃生津通便，治疗太阴病虚寒性便秘。加半夏即小半夏汤，《金匮要略·呕吐哕下利病脉证治》："诸呕吐，谷不得下者，小半夏汤主之。"半夏下气逐饮，生姜温中降逆。砂仁温中化湿止呕。

医案2 某男，49岁，主因"嗳气1.5年"于2018年4月10日就诊。

初诊：患者反流性食管炎，嗳气1年半，中、西药效不明显，咽中异物感，吞酸少，有时胃脘胀，口微干，早起口苦，大便每日2~3行。苔白腻，脉细。

[辨六经] 少阳太阴合病。

[辨方证] 小柴胡合茯苓饮加乌贝焦三仙桂枝汤证。

[处方] 柴胡12g，黄芩10g，姜半夏30g，党参10g，炙甘草6g，陈皮30g，枳实10g，苍术10g，茯苓12g，乌贼骨10g，浙贝母10g，焦三仙各10g，生姜3片。7剂，水煎服。

二诊：2018年10月24日。上方服后有效，服降脂药后，出现纳呆，胃脘两胁胀不适，嗳气，反苦汁，早起口苦，咽中堵。苔浮染，脉细。

[辨六经] 少阳太阴合病。

[辨方证] 小柴胡合茯苓饮加乌贝焦三仙桂枝汤证。

[处方] 柴胡12g，黄芩10g，姜半夏30g，党参10g，炙甘草6g，陈皮30g，枳实10g，苍术10g，茯苓12g，乌贼骨10g，浙贝母10g，焦三仙各10g，桂枝15g，生姜3片。7剂，水煎服。

🈯 初诊，口干口苦、咽不利，为少阳病；嗳气、胃胀，为胃虚停饮，属太阴病；故辨六经为少阳太阴合病，宜小柴胡汤合方茯苓饮。焦三仙治疗胃脘胀、大便多，乌贼骨、浙贝母治疗反酸。二诊，虽症状减轻，但口苦、嗳气等症仍在，辨六经大致如前。两侧胁肋胀不适，为胸胁苦满，是小柴胡汤主症之一，茯苓饮证如前。加桂枝温中健胃降冲逆，《神农本草经》记载桂枝有治疗"上气、咳逆、结气、喉痹、吐吸"的作用，《伤寒论》第15条、第117条中皆显示了桂枝的降冲逆作用。

小柴胡汤方证为少阳病，《伤寒论》第96条："伤寒五六日中风，往来寒热、胸胁苦满、默默不欲饮食、心烦喜呕，或胸中烦而不呕，或渴，或腹中痛，或胁下痞硬、或心下悸、小便不利、或不渴、身有微热，或咳者，小柴胡汤主之。"以及第101条："伤寒、中风，有柴胡证，但见一证便是，不必悉具。凡柴胡汤病证而下之，若柴胡证不罢者，复与柴胡汤，必蒸蒸而振，却复发热汗出而解。"以上两则医案中均现小柴胡汤主症。胡希恕先生认为，半表半里为诸脏器所在，邪聚于此往往导致多脏器发病而引发各种不定症状，但依据条文总结，往来寒热、胸胁苦满、默默不欲饮食、心烦喜呕为小柴胡汤应用主症，临床上依主症使用，不问或以下症状，均无不验。茯苓饮证为太阴病，见于《金匮要略·痰饮咳嗽病脉证并治》附方《外台》茯苓饮：治心胸中有停痰宿水，自吐出水后，心胸间虚，气满不能食。消痰气，令能食。临床用于治疗胃虚停饮之不适症状，若有呃逆嗳气症状可酌情增加陈皮用量。

医案3　某女，59岁，主因"反酸、烧心2月余"于2019年6月14日就诊。

初诊：此前患者于某医院做胃镜报告：反流性食管炎、慢性红斑性胃炎。服奥美拉唑1月，刻下症：食道反流，不服奥美拉唑则反酸、烧心，大便不成形，每日2~3行，排便不净，伴下坠感，无腹痛，口黏，口稍干，无胃胀，汗出为常，夜尿2~3次。苔白根腻，脉细。

［辨六经］太阴阳明病。

［辨方证］茯苓饮加乌贝豆归夏连汤证。

［处方］姜半夏15 g，党参10 g，陈皮30 g，苍术15 g，茯苓12 g，乌贼骨10 g，浙贝母6 g，赤小豆15 g，当归10 g，黄连5 g，生姜3片。7剂，水煎服。

二诊：2019年9月30日。服上方症愈，9月初因食不适导致症状复起，服艾司奥美拉唑肠溶片近1个月未见效。反酸，胃嘈杂伴疼，嗳气，口黏，口稍干，纳差，大便不成形，每日2~3行，汗多怕风。苔白腻，脉细。

［辨六经］太阳太阴合病。

［辨方证］茯苓饮加乌贝桂焦三仙汤证。

［处方］桂枝15 g，党参10 g，陈皮30 g，苍术15 g，茯苓15 g，乌贼骨10 g，浙贝母6 g，枳实10 g，焦三仙各10 g，生姜3片。7剂，水煎服。

三诊：2019年10月7日。症皆减，反酸已，又因新起过敏症状3天，故改方向以治过敏为主。

🐝　初诊，夜尿多，大便不成形，为里虚寒挟饮，属太阴病。患者口稍干，但自述以口黏为主（患者就诊时笔者在现场，其在回答口干后主动说口黏，可以看出患者对于相似症状的界定并不很清楚，需医者仔细问诊，厘清症状），实为水饮郁久化热所致，故辨六经为太阴阳明合病。胃虚停饮，水逆反酸，宜茯苓饮加半夏合乌贝散。排便不净、下坠感，为湿热蕴结大肠，加黄连、赤小豆当归散清热利湿。二诊，症大致如前，又出现汗多怕风，辨六经为太阳太阴合病，茯苓饮合乌贝散补中化饮止酸，加桂枝温中健胃，发汗解表止汗。

医案4 某男，35岁。主因"反酸、胃痛1年余"于2014年1月18日就诊。

初诊：患者1年前反复出现胃痛伴反酸，胃镜诊断为反流性食道炎、浅表性胃炎。近日加重，呕吐，胃脘痛，背痛，大便不爽，每日3行，口中和，四逆，胃痛发作周身皆凉，或汗出多。苔白根腻，脉细。

［辨六经］太阴病。

［辨方证］吴茱萸汤去生姜加炮姜甘草汤证。

［处方］吴茱萸15g，党参10g，炙甘草6g，炮姜6g，大枣4枚。7剂，水煎服。

二诊：2014年12月24日。服上药后症状好转，近又吞酸，嗳气少，食后腹胀，口干，手足温，二便可。苔白根腻，脉细弦。

［辨六经］太阴阳明合病。

［辨方证］旋覆代赭加乌贝术陈汤证。

［处方］旋覆花10g，清半夏10g，党参10g，陈皮30g，生赭石10g，乌贼骨10g，浙贝母6g，苍术10g，生姜3片，大枣4枚。7剂，水煎服。

三诊：2019年10月23日。服上药症已愈，近半月又现食后腹胀痛，吞酸，恶心，自觉胃寒，口干，大便为常，汗出不多，手足温。苔白根腻，脉弦细。

［辨六经］太阴阳明合病。

［辨方证］旋覆代赭加乌贝陈汤证。

［处方］姜半夏30g，旋覆花10g，党参10g，生赭石10g，陈皮30g，乌贼骨10g，浙贝母6g，生姜3片，大枣4枚。7剂，水煎服。

按 初诊，口中和、呕吐、胃痛、四逆，为太阴病；背痛、身凉、四逆、汗出，为少阴病。太阴病，呕吐，手足厥冷，为吴茱萸汤证。吴茱萸温中下气，党参、大枣健胃，患者胃痛、大便偏多且排便不爽，将生姜改为炮姜，取其温中散寒、止痛止泻之功效。甘草性味甘平，主治五脏六腑寒热邪气，腹痛或肌肉急剧紧缩性疼痛及其他诸般急迫，其炮制不同则功效迥异，甘草蜜炙后性微温，凸显甘温缓急止痛作用，以治脘腹、四肢挛急作痛，此处用以治疗胃脘疼。此案与前几则医案不同，即六经合并病的治疗原则，前几案中太阳太阴合病或少阳太阴合病时，以同治为主，此案初诊则采用分治原则以治太阴为主。胡希恕先生在数十年的临床过程中不断探索，总结出六经病原则，亦可称为"定法"。在"定法"中指出，少阴太阴合病时应先救里而后治表，夹饮则须同时化饮，若少阴太阴合病兼有水饮的情况下先解表，则表不能解，且激动里饮，导致变证丛生。在《伤寒论》少阴病篇，诸条文的"死证"即是警示。本案中患者初诊吐利、四逆为主，应急则救里。二诊，吞酸、嗳气、胃胀、苔白腻，为胃虚饮逆，属太阴；口干、手足温，为饮郁化热，属阳明；故辨六经为太阴阳明合病。太阴病，心下痞、噫气呕逆，为旋覆代赭汤证。旋覆花温中健胃，下气消胀；代赭石降逆和胃，清阳明热；半夏、生姜逐饮降逆；人参、大枣、甘草安中养正。加乌贝散制胃酸，陈皮降逆止噫，苍术祛湿。三诊，食后病复，症如二诊，以上方加减。

五、体会

以上医案可知，反流性食管炎多为胃虚饮逆，但仅仅健胃化饮降逆是不够的，经方治疗重视论其证。经方辨证依据患者整体的症状反应，先辨六经，再辨方证。这就提示两个层次的问题，首先辨病位和病性，即辨六经，六经对应治则治法，也就是确定治疗的大方向。在辨明六经的基础上，继续辨具体的病情以及病因（食、水、瘀），最后选定适证的方药，即辨方证。辨六经是辨证的基础，辨方证是辨证的尖端，二者环环相扣，缺一不可。反流性食管炎可见六经病及合并病，除上述方证外，还有太阳太阴阳明合病的五苓散证、厥阴病的半夏泻心汤证等。即便是常见的太阴病，方证也有不同，如茯苓饮证、吴茱萸汤证、旋覆代赭汤证以及橘皮竹茹汤证等。故依据症状辨六经和方证，方证对应方能取效。

第二十节　癫　痫

一、西医概述

癫痫是大脑神经元细胞异常放电导致短暂性脑功能障碍的一种反复发作性疾病。从新生儿到老年均可发病，多发生在儿童。由于异常放电的部位和传递方式不同，临床表现复杂多样，包括运动、感觉、意识和精神障碍等，但同一个患者每次发作时的表现差异不大。

二、中医证治概述

在西医学中癫痫合称，是一个词。但在《中医内科学》以癫狂和痫证分篇。中医认为癫与狂是精神失常的疾患，癫证以沉默痴呆、语无伦次、静而多喜为特征；狂证以喧扰不宁、躁妄打骂、动而多怒为特征。"重阴者癫，重阳者狂"。秦汉至金元时期癫、狂、痫同时并称，混而不清，到了明代，王肯堂提出了癫狂与痫之不同。《中医内科学》将癫痫称为痫证，认为其病因病机为风痰闭阻、痰火内盛、心肾亏虚等。论治从病因入手，采用定痫息风、平肝泻火、祛痰开窍、活血化瘀等法治疗。

三、经方论治

经方治癫痫不是专病专方，亦不是据病因论治，而是注重论其证，即根据症状反应，先辨六经，继辨方证，辨方证时结合病因辨证。《中医内科学》注重审因论治，多引用《黄帝内经》及后世医著，几乎未引用《伤寒论》。其实，《伤寒论》有许多有关癫痫的论述和方证记载。

四、医案举隅

医案1 某男，14岁，主因"癫痫反复发作1年"于1965年10月18日就诊。

患者4年前患黄疸型急性传染性肝炎，经西药治疗黄退，但食纳不佳，肝功时有波动，时头晕目眩。近1年来，约每半月癫痫发作1次，发作时先觉气上冲咽，旋即四肢抽搐，继则牙关紧闭，口吐白沫，不省人事，经常服用镇静药，发作未减少，常感乏力，每发作过后尤为明显，因食欲不振而现身体瘦弱，舌净无苔，脉弦微数。

［辨六经］厥阴太阴合病。

［辨方证］柴胡桂枝干姜合当归芍药散汤证。

［处方］柴胡12 g，黄芩10 g，天花粉12 g，生龙牡各15 g，桂枝10 g，干姜10 g，赤白芍各10 g，当归10 g，川芎10 g，苍术10 g，茯苓10 g，泽泻15 g，炙甘草9 g。6剂，水煎服。

药后食纳好转，他症如前。继服6剂，头晕好转，未发癫痫。又服7剂，力气增加。仍宗原方稍增损，服2个月未见癫痫发作。停药观察1月，也未见发作。

按 此是胡希恕治验案例，给我们做出示范。辨证不是辨病因，而是依据症状反应。先辨六经，本案患者气上冲咽、头晕、脉弦，根据厥阴病提纲，不难辨出病在半表半里，结合脉数、舌光无苔，为热灼津伤之象，乏力、食欲不振，为饮停下寒，故为上热下寒，此为厥阴；四肢抽搐、乏力、纳差、身体瘦弱，此为太阴里饮所致；头晕、抽搐、气上冲咽，此为外邪里饮、水饮上冲。故辨六经为厥阴太阴合病。继辨方证，患者津液亏虚，血虚而筋脉失养，加之水饮上冲，动及筋脉，则发为癫痫，血虚水盛，故辨方证为柴胡桂枝干姜汤合当归芍药散证。方证对应，病虽久而很快治愈。

医案2 某男，56岁，主因"癫痫1年"于2013年10月21日就诊。

初诊： 患者1年前因父亲坠楼离世着急出现癫痫，上肢抽搐，不省人事，以后10天发作2次，服用丙戊酸钠和胞磷胆碱钠后，每月发作2次。2013年5月15日于河北医科大学第二医院脑电图提示：广泛中度异常。头颅CT提示：左颞叶缺血灶。刻下症：癫痫发无定时，但多发于下午5点或睡眠中，发作持续约30分钟，纳减，乏力，记忆力差，大便每日1行，夜尿3~4次，口干思饮，饮不解渴，苔白，脉细弦。

［辨六经］太阳太阴阳明合病。

［辨方证］五苓散证。

［处方］桂枝10 g，茯苓15 g，猪苓10 g，苍术15 g，泽泻12 g。

二诊： 2014年3月3日。服用上药后发作时间缩短，约持续2~3分钟，10~15天发作1次，多在白天发作，夜间少发，或着急时发，发作时以咬牙为主，自己不觉，家人看出发作症状，口中甜，纳可，易汗出，大便可，小便多，夜尿4次以上。上方加清半夏15 g善后。

🈯 本案症见不省人事、口干、尿频为外邪里饮化热，呈太阳太阴阳明合病，辨方证为五苓散证，治疗4个多月，收到明显效果。关于五苓散治癫痫，在《金匮要略·痰饮咳嗽病脉证并治》有明确记载，第31条："假令瘦人脐下有悸，吐涎沫而癫眩，此水也，五苓散主之。"脐下悸为水动自下，吐涎沫为水泛于上，故脐下悸、吐涎沫而癫痫眩冒者，都是水饮为患，因此用五苓散主治。五苓散病机为外邪里饮，饮郁化热，属于太阳太阴阳明合病，主治脉浮有热、气冲水逆而致癫痫、渴而小便不利者。

医案3 某女，45岁，主因"癫痫30余年"于2014年2月8日就诊。

初诊： 患者发作性肢体拘挛、抽搐30余年，加重3个月，2014年1月6日MRI示：小脑萎缩。近3月癫痫每天发作7~8次，多于夜间发作，发作时上肢拘挛抽搐，左臂麻，伴有短暂意识不清约20秒，口服苯妥英钠未能有效控制。伴有头晕阵作，心慌，下午5~6时为著，月经逾期3月未至，无恶心，偶有盗汗，口中和，二便如常，眠差，舌淡红、边有齿痕、苔薄白润，脉滑。

［辨六经］太阳阳明太阴合病。

［辨方证］桂甘龙牡合五苓散汤证。

［处方］桂枝18 g，炙甘草6 g，生龙骨15 g，生牡蛎15 g，泽泻12 g，猪苓10 g，苍术10 g，茯苓15 g。7剂，水煎服。

二诊：2014年3月1日。服药期间，癫痫发作次数明显减少，每晚发作1~2次，上周因事停诊1次，停药后发作4~5次。头晕、心慌减，无盗汗，月经至，量少，口中和，纳可，二便如常，舌淡红、边有齿痕，脉细。上方增桂枝为25 g，继服7剂。

药后癫痫明显减少，后随证选用苓桂术甘汤加远志菖蒲治疗，癫痫发作已不明显。

🐝　先辨六经，本案初诊辨证为太阳阳明太阴合病，头晕，抽搐，心悸，口中和，舌淡有齿痕、苔白润，脉滑，为外邪里饮之象，属太阳太阴合病；盗汗常见于太阳病合并阳明病时，是因表虚里热迫津外出，故辨六经为太阳太阴阳明合病。继辨方证，该患者主要病机为饮邪内停化热，水气上冲，辨方证为桂枝甘草龙骨牡蛎汤合五苓散证。其中重用桂枝，加强降冲逆，亦即桂枝加桂汤之意。桂枝甘草龙骨牡蛎汤属太阳阳明合病，治疗外邪内饮的躁烦惊悸。因有抽搐、头晕阵作、心慌，为外邪里饮，故合用五苓散，二诊增桂枝25 g，以加大其降冲逆之功。

医案4　某男，26岁，主因"癫痫反复发作15年"于2012年12月5日就诊。

患者出生3月时因吸入性肺炎致脑缺氧和脑积水，11岁时出现频繁癫痫样搐搦，左手功能障碍，不能反转，拿东西发抖不能端碗，四肢挛急，形体逐渐肥胖，经中西医长期治疗无明显效果，现口服卡马西平每日3次、每次3片控制发作，但今年尚出现搐搦2次。CT检查显示：脑软化灶、侧脑室积水。刻下症：神志清楚，应答切题，语音含混不清，行走基本稳定，纳眠可，口微干，饮稍多，大便干，每日1行，小便调，汗出多，苔白滑，脉弦。

［辨六经］太阳阳明太阴合病。

［辨方证］桂甘龙牡加术芍汤证。

［处方］桂枝10 g，炙甘草6 g，生龙牡各15 g，白芍30 g，生白术18 g。

2013年2月2日随访：患者回当地持续服上方1月余，搐搦未发作，口服卡马西平每日2次、每次2片即可控制。左手已能反转，拿东西不发抖，大便通畅。

医案5　某女，8岁，主因"癫痫1月余"于2013年3月11日就诊。

初诊：2013年1月26日晚，患者看恐怖片后发癫痫，3月10日晚12时左右又出现癫痫样发作，四肢搐搦，身体僵直，目上翻，吐涎，白沫少，持续10余分钟后缓解，续而昏睡，呼之不应，再持续10余分钟后神志方清醒，但阵发性头痛，微呕，随后自然缓解。平素头痛，性情急躁，腹痛，胸闷，乏力，夜眠多梦，四肢𥆧动抽动，喉中痰鸣。经脑电图及MRI检查未见明显异常。曾用大柴胡汤，药后即吐，继用柴胡加龙骨牡蛎汤，仅睡眠有所好转，余症同前。刻下症：神志清楚，应答切题，眠差多梦，夜间痰鸣，四肢𥆧动抽动，胸闷，心烦，略惊恐，头痛，口微干不苦，纳差，脐周痛，大便干如羊屎，1~2日1行，小便调，苔白微腻，脉弦细。

[辨六经]太阳阳明太阴合病。

[辨方证]桂甘龙牡加术芍汤证。

[处方]桂枝15g，炙甘草6g，生龙牡各15g，白芍18g，生白术30g。

二诊：2013年3月16日。眠好转，口微干，不思饮，痰鸣减，四肢𥆧动抽动减，仍大便干，隔日1行，苔白脉细。仍服上方。

三诊：2013年3月27日。抽搐及肉𥆧发作不明显，未见癫痫发作，眠可，纳可，大便每日1行，近来常有阵发头痛、鼻塞或口干，腹痛，无汗出，苔白脉细弦。当归建中汤善后。

按 以上二案都用了桂枝甘草龙骨牡蛎加术芍汤，这里要认识一下桂枝甘草龙骨牡蛎汤，该方证出自《伤寒论》第118条："火逆下之，因烧针烦躁者，桂枝甘草龙骨牡蛎汤主之。"本方证为太阳病误治之变证，多指太阳表证，治疗用火烤、火熏、火针等，使邪不得外出，而且伤害人体津液，这种治疗称火逆。火逆后，如果表证不解，仍应用桂枝汤治疗，但又错用下法更伤津液，因而导致患者烦躁不安，这种情况宜用桂枝甘草龙骨牡蛎汤治疗。因二患者临床表现都有躁烦惊痫、口干等，为桂枝甘草龙骨牡蛎汤的适应证；又皆见四肢挛急、抽动等津伤不能荣养筋脉之候，故又加芍药即合用芍药甘草汤之意。因有大便干，此大便干属太阴里虚寒，故加大量白术温中健胃生津液以通便。值得注意的是，此二例辨六经是相同的，辨方证似乎亦相同，但实际不同，所不同者，白术的量不同，前者是15g，后者是30g，是因后者更虚也。

五、体会

由以上治验可知，经方治疗癫痫，强调先辨六经，继辨方证，辨方证之时结合痰饮、瘀血、食积等病理因素，治病落实到方证上。临证可见以下规律。

1.单经病者少，合病者多

临床所见癫痫，见于在一个病位者少，而见于在二个或多个病位者多，即习惯称单经病少见，而以六经合病者为多见。癫痫多病史较长，迁延反复，病情复杂，因此临床中常常见到患者症状寒热错杂、表里同病、虚实夹杂。癫痫虽有常见阳明病之抵当汤方证、泻心汤方证，但单经病者仍属少见，每多见于二经、三经乃至多经合病。其中有三阳合病，如少阳阳明合病之大柴胡汤方证、太阳阳明合病之桂枝甘草龙骨牡蛎汤方证、防己地黄汤方证等；三阴合病，如少阴太阴合病之真武汤方证，厥阴太阴合病之柴胡桂枝干姜汤合当归芍药散方证；三阳与三阴合病，如太阳阳明太阴合病之五苓散方证，太阳太阴合病之苓桂术甘汤方证，少阳太阴合病之四逆散合当归芍药散方证，太阳少阳阳明太阴合病之柴胡加龙骨牡蛎汤方证等。

2. 治疗方证各异，而以柴胡类方居多

胡希恕先生提出，"方证是六经八纲辨证的继续，亦即辨证的尖端，中医治病有无疗效，其主要关键就是在于方证是否辨得正确。"癫痫见于多种方证，很多情况下虽然六经相同，但方证各不同。临床观察半表半里者多见，柴胡类方多有应用机会。胡希恕于1981年，曾治1例因电击伤患癫痫13年，用大柴胡合桂枝茯苓丸服用26剂而治愈。又根据《伤寒论》263条"少阳之为病，口苦，咽干，目眩也"，以及第264条"少阳中风，两耳无所闻，目赤，胸中满而烦者，不可吐下，吐下则悸而惊"等，悟出五官证候常有用柴胡剂的机会。再者，癫痫发病具有反复性，发作期与间歇期贯穿病程始终，这一特征可以用"阴阳往来，休作有时"加以概括，其推演于"寒热往来，休作有时"，"休作有时"包括种种病证时发时止或发有定时，着眼于广义的"阴阳往来"，癫痫患者发作症状的呆板性、时发时止或发有定时符合小柴胡汤证的证候特点。

结合临床中，若仅伴有口干口苦、心烦、头晕、胸闷、纳差、耳鸣等上热之症状，此为半表半里的阳证，即少阳病，则有应用小柴胡汤、四逆散等方证之机会；若患者除上述上热症状外，还见到四逆、乏力、胃胀、尿频、大便溏或干等下寒症状，此为半表半里的阴证，即厥阴病，则有柴胡桂枝干姜汤等方证之机会；若兼有他经病证，当随证而治，如柴胡加龙骨牡蛎汤证于临床常见。

3. 多兼夹加痰饮、瘀血为患

经方辨证，主要是依据症状反应，先辨六经，继辨方证，辨方证时要辨病理产物，是因癫痫患者每多兼加痰饮、瘀血为患。癫痫多病程较久，因而痰饮、瘀血内生，怪病多痰，久病多瘀。

癫痫临床多见于外邪里饮，痰饮上犯，水气上冲，激动里饮，动及经脉，则见突然昏倒，肢体抽搐，口吐涎沫，两目上视，此与论中描述"身为振振

摇""头眩""身瞤动""振振欲擗地"者病机相同；饮停于胃，则见眩晕、纳差；饮停胸胁，则见胸闷；饮溢肢体，则作后四肢软弱乏力。治疗上，遵仲师之表里同病的治疗原则，外邪里饮需解表的同时利饮，因此苓桂剂常用。

根据《伤寒论》第237条："阳明证，其人喜忘者，必有蓄血，所以然者，本有久瘀血，故令喜忘。"胡希恕注解本条时提到，脑内神经状态之异常，多由于瘀血证而起。以是可知，诸精神神经症，多因瘀血、阳明里热为患，治以祛瘀活血清热多能取效。由此狂躁、癫痫等脑系病变，用抵当汤、桃核承气汤、泻心汤等祛瘀清阳明法治疗，是有效的方法之一。此类患者多见于癫痫日久，发作每于夜间加重，多见舌暗有瘀斑，舌下脉络瘀紫、曲张，脉弦涩或结代等象。

通过临床实践总结经验，可知经方治疗癫痫药简而效彰。并对经方有了进一步的认识。误读传统认为《伤寒论》是治外感病的，不能治内伤杂病，甚至认为五苓散条文有错误，认为"假令瘦人脐下有悸，吐涎沫而癫眩，此水也，五苓散主之"中的癫眩是"巅眩"或"颠眩"，即认为五苓散不能治癫痫。不能守正经典，也就读不懂《伤寒论》。《伤寒论》是经方代表著作，其理论概念不分外感内伤，而是不论外感内伤，治病时都是依据症状反应，先辨六经，继辨方证，做到方证对应治愈疾病。